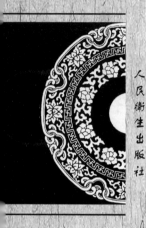

金匱要略校注

一九八二國家中醫古籍整理出版規劃

中醫古籍整理叢書重刊

主　編　何任

編　者　范永昇　俞景茂　連建偉　高越敏
　　　　湯金土　黃英俊　馮鶴鳴

審　定　殷品之　楊百弗　劉渡舟　歐陽錡

人民衛生出版社

U0390923

圖書在版編目（CIP）數據

金匱要略校注/何任主編. —北京：人民衛生出版社,2013
（中醫古籍整理叢書重刊）
ISBN 978-7-117-17195-3

Ⅰ.①金… Ⅱ.①何… Ⅲ.①《金匱要略方論》-注釋
Ⅳ.①R222.32

中國版本圖書館 CIP 數據核字（2013）第 066596 號

人衛社官網	www. pmph. com	出版物查詢，在綫購書
人衛醫學網	www. ipmph. com	醫學考試輔導，醫學數
		據庫服務，醫學教育資
		源，大衆健康資訊

金匱要略校注

主　　編：何　任
出版發行：人民衛生出版社（中繼綫 010-59780011）
地　　址：北京市朝陽區潘家園南裏 19 號
郵　　編：100021
E - mail：pmph @ pmph. com
購書熱綫：010-59787592　010-59787584　010-65264830
印　　刷：北京銘成印刷有限公司
經　　銷：新華書店
開　　本：850×1168　1/32　印張：9
字　　數：166 千字
版　　次：2013 年 7 月第 1 版　2022 年 6 月第 1 版第 14 次印刷
標準書號：ISBN 978-7-117-17195-3/R·17196
定　　價：38.00 元
打擊盜版舉報電話：010-59787491　E - mail：WQ @ pmph. com
　　（凡屬印裝質量問題請與本社市場營銷中心聯繫退換）

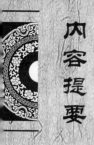
　　《金匱要略》系漢張仲景所著,是理論與實踐相結合的中醫經典著作,爲歷代學習研究祖國醫學的必讀書之一。但該書年代去遠,文字古樸,爲便於讀者習研,特編此書,名曰《金匱要略校注》。

　　本書以元代鄧珍仿宋刻本爲底本進行整理。全書共二十五篇,介紹了四十餘種疾病,計二百六十多首方劑。第一篇是藏府經絡先後病脉證,爲本書總論;第二至第十七篇論述内科雜病的辨證論治;第十八篇論外科疾病的防治;第十九篇是疝氣和蚘蟲等病的論治;第二十至二十二篇論婦人妊娠、産後和雜病;還有雜療和食物禁忌等三篇。每篇前有"提要",概括全篇微旨大略;提要後録有原文,并對原文逐條進行"校注",正字形、明字音、辨訛誤、釋辭句,删衍補闕,消疑解難,是本書重點内容;又依原文具體情況,或設"按語",對原文探賾索隱,揭示新義;書末附有"校注後記",文獻豐富,考證翔實,所論仲景學術思想與本書特點,具有很重要的學術價值。

　　本書既保持了仲景宋本《金匱要略》原貌,又體現了近代學者研究《金匱要略》的新成就,具有較高的學術價值,是目前學習研究仲景學説的必讀書籍。

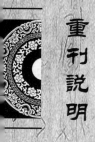
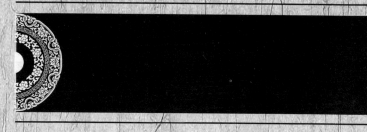

重刊説明

　　《中醫古籍整理叢書》是我社1982年爲落實中共中央和國務院關於加強古籍整理的指示精神，在衛生部、國家中醫藥管理局領導下，組織全國知名中醫專家和學者，歷經近10年時間編撰完成。這是一次新中國成立60年以來規模最大、水準最高、品質最好的中醫古籍整理，是中醫理論研究和中醫文獻研究成果的全面總結。本叢書出版後，《神農本草經輯注》獲得國家科技進步三等獎、國家中醫藥管理局科技進步一等獎，《黄帝内經素問校注》《黄帝内經素問語譯》《傷寒論校注》《傷寒論語譯》等分別獲得國家中醫藥管理局科技进步一等獎、二等獎和三等獎。

　　本次所選整理書目，涵蓋面廣，多爲歷代醫家所推崇，向被尊爲必讀經典著作。特別是在《中醫古籍整理出版規劃》中《黄帝内經素問校注》《傷寒論校注》等重點中醫古籍整理出版，集中反映了當代中醫文獻理論研究成果，具有較高的學術價值，在中醫學術發展的歷史長河中，將佔有重要的歷史地位。

　　30年過去了，這些著作一直受到廣大讀者的歡迎，在中醫界產生了很大的影響。他們的著作多成於他們的垂暮之年,是他們畢生孜孜以求、嘔心瀝血研究所得,不僅反映了他們較高的中醫文獻水準,也體現了他們畢生所學和臨床經驗之精華。諸位先賢治學嚴謹,厚積薄發,引用文獻,豐富翔實,訓詁解難,校勘嚴謹,探微索奧,注釋精當,所述按語,彰顯大家功底,是不可多得的傳世之作。

中醫古籍浩如煙海,内容廣博,年代久遠,版本在漫長的歷史流傳中,散佚、缺殘、衍誤等爲古籍的研究整理帶來很大困難。《中醫古籍整理叢書》作爲國家項目,得到了衛生部和國家中醫藥管理局的大力支持,不僅爲組織工作的實施和科研經費的保障提供了有力支援,而且爲珍本、善本版本的調閱、複製、使用等創造了便利條件。因此,本叢書的版本價值和文獻價值隨着時間的推移日益凸顯。爲保持原書原貌,我們只作了版式調整,原繁體字竪排(校注本),現改爲繁體字橫排,以適應讀者閱讀習慣。

由於原版書出版時間已久,圖書市場上今已很難見到,部分著作甚至已成爲中醫讀者的收藏珍品。爲便於讀者研習,我社決定精選部分具有較大影響力的名家名著,編爲《中醫古籍整理叢書重刊》出版,以饗讀者。

人民衛生出版社

二〇一三年三月

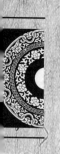

根據中共中央和國務院關於加强古籍整理的指示精神,以及衛生部一九八二年制定的《中醫古籍整理出版規劃》的要求,在衛生部和國家中醫藥管理局的領導下,我社在組織中醫專家、學者和研究人員在最佳版本基礎上整理古醫籍的同時,委托十一位著名中醫專家,用了七八年時間,對規劃內《黄帝内經素問》等十一部重點中醫古籍,分工進行整理研究,最後編著成校注本十種、語譯本八種、輯校本一種,即《黄帝内經素問校注》、《黄帝内經素問語譯》、《靈樞經校注》、《靈樞經語譯》、《傷寒論校注》、《傷寒論語譯》、《金匱要略校注》、《金匱要略語譯》、《難經校注》、《難經語譯》、《脈經校注》、《脈經語譯》、《中藏經校注》、《中藏經語譯》、《黄帝内經太素校注》、《黄帝内經太素語譯》、《針灸甲乙經校注》、《諸病源候論校注》、《神農本草經輯注》等十九種著作,并列入衛生部與國家中醫藥管理局文獻研究方面的科研課題。

在整理研究過程中,從全國聘請與各部著作有關的中醫專家、學者參加了論證和審定,以期在保持原書原貌的基礎上,廣泛吸收中醫學理論研究和文史研究的新成果,使其成爲研究重點中醫古籍的專著,反映當代學術研究的水平。因此,本書的出版,具有較高的學術研究價值。

然而,歷代中醫古籍的内容是極其廣博的,距今的年代是極其久遠的,有些内容雖然經過研究,但目前尚無定論或作出解釋,有待今後深入研究。

人民衛生出版社
一九八九年二月

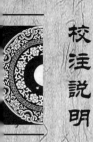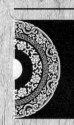

校注説明

　　《金匱要略》漢·張機（仲景）所作，爲中醫最早研究雜病之專書。對中醫辨證論治診療體系的形成以及對雜病的診治，均起有典範的作用，素爲古今醫家所高度重視，是學習中醫必讀之書。惜乎年代湮遠，版本不一，錯訛頗多，今對本書進行校注整理，并列爲衛生部、國家中醫藥管理局文獻研究科研課題之一。

　　一、本次校注底本與校本

　　底本爲公元一三四〇年的元代仿宋刻本《新編金匱方論》（鄧珍本）；主校本爲公元一五九九年明萬曆二十七年趙開美的《仲景全書·金匱要略方論》（簡稱“趙開美”本）和公元一六〇一年明萬曆二十九年吳勉學的《古今醫統正脈全書·金匱玉函要略方論》（簡稱“醫統本”）；旁校本爲明·無名氏仿宋本《金匱要略方論》（簡稱“明仿宋本”）、明嘉靖年間俞橋氏所刊《金匱要略方論》（簡稱“俞橋本”）；參校本爲明萬曆二十七年趙開美的《仲景全書·傷寒論》、一九五六年人民衛生出版社影印元代廣勤書堂的《脈經》、一九五五年人民衛生出版社影印一八四九年江户醫學影印北宋本《備急千金要方》、一九五五年人民衛生出版社影印經餘居《外臺秘要》、人民衛生出版社據清代《周氏醫學叢書》縮影本《諸病源候論》。

校注整理的次序:提要、原文、校注、按語、校注後記。"提要"以篇爲單位。《金匱要略》前二十二篇,分別在篇題下概述本篇主要内容,力求扣題精當、言簡意明。"校注"包括"校勘"、"注釋",對生僻、深奥的字詞短句進行適當訓詁,并以歷代雅書爲依據;"按語"據"當按則按"的原則,凡對原文需辨剖分析,評述得失,訓釋歧義,判決疑難,能啟迪後學者均加按語。最後撰寫校注後記,介紹本書學術思想和本次校注之得失。

二、校注原則和方法

根據《中醫古籍校注通則》要求,其校勘原則爲訂正訛誤、補闕輯佚、辨僞釋疑、條理篇目;校勘方法是綜合運用本校、對校、他校和理校,以對校、本校、他校爲主,慎用理校。採取的措施簡要説明如下:

1. 目録

(1)底本目録脱漏較多,例如《痰飲欬嗽病脉證并治第十二》闕"茯苓桂枝白术甘草湯"、"苓甘五味薑辛湯"等,均據正文一一補正。

(2)本書底本目録方名下,或有"共×方",或有"×方",或有"×"之小字注,頗不一致,而正文中均無,今據正文均删。

2.底本與校本有異文,有如下幾種處理方法:

(1)底本無訛,不改動。如《驚悸吐衄下血胸滿瘀血病脉證治第十六》:"師曰:尺脉浮,目睛暈黄,衄未止,暈黄去,目睛慧慧,知衄今止"中的"尺脉浮",趙開美本等均作"夫",顯訛,底本是,不改動,不出校記。

(2)底本顯系脱漏、衍文者,出校説明據某本改、補、删。所據之書應具書名、卷次。如《百合狐惑陰陽毒病脉證治第三》治狐惑蝕於下部外洗方——苦參湯,有方名而無方藥和煎煮法,則據《四部備要·金匱要略》補,出校説明。再如《痓濕暍病脉證治第二》在"痓病有灸瘡、難治"原文後,有"《脈經》云痓家其脉伏堅直上下"十二字,顯係後人所附,且該十二字在"夫痓脉,按之緊如弦,直上下行"原文下小注中已經出現過,故作衍文删去,出校示明。

(3)底本作"某",不合醫理文理者,而校本義勝,不改原文,出校説明。如《痓濕暍病脉證治第二》之"痓"字,自宋·成無己始,歷代眾多醫家皆謂"痓"爲"痙"之誤,醫統本等作"痙",義勝。爲保持原書原貌,不改原文,出校示明"以痙爲是"。又如《痰飲欬嗽病脉證并治第十二》:"夫心下有留飲,其人背寒冷如水大"。"水"顯然文義不貫,趙開美本作"手",是。出校示明。再如《禽獸魚蟲禁忌并治第二十四》:"鳥獸有中毒箭死者,其肉有毒,解之方:大豆煮汁及鹽汁,服之,解。"作"鹽",醫文之義皆乖。《外臺秘要》卷三十一作"藍",

是。《神農本草經》名藍實，"主解諸毒"。

（4）底本與各校本不一，而各校本相同，且言之有理，持之有據者，則不一一列各校本之名稱，取時代較前之書校注，以省重復。如《五藏風寒積聚病脉證并治第十一》："肝着，其人常欲蹈其胸上，先未苦時，但欲熱。旋復花湯主之"下的小字"臣億等校諸本，旋復花湯方，皆問"之"問"，趙開美本、醫統本、明仿宋本、俞橋本均作"同"，是。則寫據趙開美本改。餘則删去。

（5）底本與大多校本訛，不改，出校。如《驚悸吐衄下血胸滿瘀血病脉證治第十六》："病者如熱狀，煩滿，口乾燥而渴，其脉反無熱，此爲陰狀，是瘀血也，當下之"中的"陰狀"，趙開美本等同，惟醫統本作"陰伏"，是。不改，出校示明。

（6）底本與各校本説法不一，文理醫理皆通，且各有所據，則出校幾説并存。如《藏府經絡先後病脉證第一》："房室勿令竭乏，服食節其冷熱苦酸辛甘，不遺形體有衰，病則無由入其腠理"中的"不遺形體有衰"之"遺"，醫統本、明仿宋本、俞橋本作"遺"，並存，出校。

3. 注釋

（1）注釋字音：難字、生僻字，先注明漢語拼音，後注同音字。如《痙濕暍病脉證治第二》中"暍"yē 椰。

（2）訓釋詞義，言之有據、醫文統一，並出同時代或有關文獻中的例句爲證，但不詳加考證。如《中風歷節病脉證并治第五》:"喎僻不遂"之"喎僻",喎,同咼,《説文解字·口部》:"咼,口戾不正也。""僻",《説文解字·人部》:"僻,辟也,一曰從旁牽也。"喎僻不遂,指口眼歪斜,不能轉動。又如《血痹虚勞病脉證并治第六》:"男子脉虚,沉弦,無寒熱,短氣裏急,小便不利,面色白,時目瞑,兼衄,小腹滿,此爲勞虚使之然"中的"目瞑",《方言·三》:"凡飲藥傅藥而毒謂之瞑,或謂之眩。"

(3)注釋術語概念,以今語釋之,以顯其義。如《血痹虚勞病脉證并治第六》:"人年五六十,其病脉大者,痹俠背行。苦腸鳴,馬刀俠瘻皆爲勞得之"中的"馬刀俠瘻"的注釋。馬刀俠瘻:馬刀,長形蚌名,結核而生於腋下名曰馬刀。瘻同纓,纓帽而有帶結於項,結核生於頸旁名俠瘻。二者俗稱瘰癧。

(4)凡古今字,通假字,易識者,常見者,原則上不一一校注,生僻者,予以注釋,并出注記。

4. 底本的異體字、俗體字,如果实、混乱、身躰、虚无等,逕改爲果實、混亂、身體、虚無等現代通行規範繁體字,不出校注記。

5. 底本中明顯的錯字、別字及一般筆劃小誤等均作了描正逕改,例如"小便巳""右爲細未""侯酒盡",均逕改正爲"已""末""候"等,不出校注記。

三、底本書額爲《新編金匱方論》,宋臣林億等人校定《金匱要略方論》初刊本約在治平二年(公元一〇六六年),儘管原書已佚,但書名是肯定無疑的,但歷代醫

家以及今人對本書的習慣稱謂爲《金匱要略》,故本書
名《金匱要略校注》。

校註者
浙江中醫學院

何　任

范永昇　俞景茂
連建偉　高越敏
湯金土　黄英俊
馮鶴鳴
一九八八年九月二十五日

聖人設醫道，以濟夭枉，俾天下萬世，人盡天年，博世濟眾，仁不可加矣。其後繼聖開學，造極精妙，著于時，名于後者，和緩扁倉之外，亦不多見，信斯道之難明也與！

漢長沙太守張仲景，以穎特之資，徑造閫奧[1]，於是採摭群書，作《傷寒卒病論方》合十六卷，以淑後學，遵而用之，困甦廢起，莫不應效若神。迹其功在天下，猶水火穀粟然，是其書可有而不無者也。惜乎後之傳者，止得十卷，而六卷則亡之。宋翰林學士王洙偶得雜病方三卷於蠹簡中，名曰《金匱方論》，即其書也。豐城之劍，不終埋沒，何其幸耶！林億等奉旨校正，并板行於世。今之傳者，復失三卷，豈非世無和氏而至寶委[2]倫於荆石與！僕幼嗜醫書，旁索群隱，乃獲于旴之丘氏，遂得與前十卷，表裏相資，學之者動免掣肘。嗚呼！張茂先嘗言，神物終當有合，是書也，安知不有所待，而合顯於今也。故不敢秘，特勒諸梓，與四方共之。由是張氏之學不遺，軒岐之道昭著。林林總總，壽域同躋，豈曰小補之哉！

後至元庚辰歲七夕日，樵川玉佩鄧珍敬序。

〔1〕徑造閫(kǔn 捆)奧　閫，《廣韻》：“門限也。”俗謂門坎。奧，《正韻》：“室西南隅，人所安息也。”泛指房屋深處。徑造閫奧，謂登堂入室，探微索隱。

〔2〕委　趙開美本作“妄”。

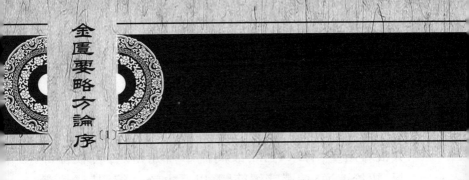

張仲景爲《傷寒卒病論》，合十六卷，今世但傳《傷寒論》十卷，雜病未見其書，或於諸家方中載其一二矣。翰林學士王洙在館閣日，於蠹簡中得仲景《金匱玉函要略方》三卷；上則辨傷寒，中則論雜病，下則載其方，並療婦人。乃錄而傳之士流，才數家耳。嘗以對方證對者，施之於人，其效若神，然而或有證而無方，或有方而無證，救疾治病，其有未備。國家詔儒臣校正醫書，臣奇先校定《傷寒論》，次校定《金匱玉函經》，今又校成此書，仍以逐方次於證候之下，使倉卒之際，便於檢用也。又採散在諸家之方，附於逐篇之末[2]，以廣其法。以其傷寒文多節略，故所自雜病以下，終於飲食禁忌，凡二十五篇，除重復，合二百六十二方，勒成上中下三卷，依舊名曰《金匱方論》。臣奇嘗讀魏志華佗傳云：出書一卷，曰，此書可以活人。每觀華佗凡所療病，多尚奇怪，不合聖人之經。臣奇謂活人者必仲景之書也。大哉炎農聖法，屬我盛旦。恭惟主上、丕承大[3]統，撫育元元，頒行方書，拯濟疾苦，使和氣盈溢而萬物莫不盡和矣。

〔1〕金匱要略方論序　底本作“新編金匱方論序”，據趙開美本改。
〔2〕末　底本作“未”，據趙開美本改。

〔3〕大　底本作“太”，據趙開美本改。

太子右贊善大夫臣高_{保衡}　尚書都官員外郎臣孫_奇
尚書司封郎中充秘閣校理臣林_億　等傳上

　　仲景《金匱》，録岐黄《素》《難》之方，近將千卷，患
其混雜煩重，有求難得，故周流華裔九州之内，收合奇
異，捃拾遺逸，揀選諸經筋髓，以爲方論一編，其諸救療
暴病，使知其次第，凡此藥石者，是諸仙之所造，服之將
之[1]，固無夭横，或治療不早，或被師誤，幸具詳焉。

〔1〕之　趙開美本作“來”。

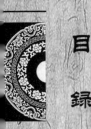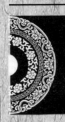

目录

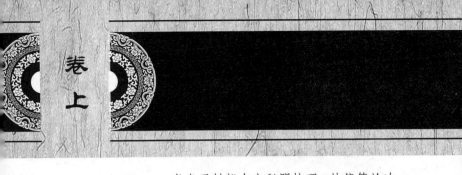

尚書司封郎中充秘閣校理臣林億等詮次
晉王叔和集
漢張仲景述

臟腑經絡先後病脉證第一

論十三首　脉證二條

提要　本篇提綱挈領地論述中醫基本觀點,相當於全書總論。提出五邪中人之法度,"千般疢難,不越三條"爲發病途徑,並從診治疾病例舉四診之應用;復從整體觀倡導內護正氣、外禦虛邪之攝生防病法和"見肝之病,知肝傳脾,當先實脾"之治未病法則。對疾病之表裏先後緩急採取的救治原則,以及據病位淺深、病變趨勢而推斷疾病預後規律也扼要加以闡述。

問曰:上工治未病,何也? 師曰:夫治未病者,見肝之病,知肝傳脾,當先實脾。四季脾王[1]不受邪,即勿補之。中工不曉相傳,見肝之病,不解實脾,惟治肝也。

夫肝之病,補用酸[2],助用焦苦,益用甘味之藥調之。酸入肝[3],焦苦入心,甘入脾。脾能傷腎,腎氣微弱,則水不行,水不行,則心火氣盛,則傷肺;肺被傷,則金氣不行,金氣不行,則肝氣盛,則肝自愈。此治肝補脾之要妙也。肝虛則用此法,實則不在用之。

經曰:"虛虛實實,補不足,損有餘"[4],是其義也。餘藏準此。

〔1〕四季脾王(wàng 望) 王,《廣韻·漾第四十一》"盛也",與旺通。四季脾王指四季之末即農曆三、六、九、十二月之末十八天,爲脾土當令之時。

〔2〕酸 底本作"醋",據趙開美本改。

〔3〕肝 底本作"甘",據趙開美本改。

〔4〕經曰:"虛虛實實,補不足,損有餘" 虛虛實實,前面"虛""實"言病證,後面"虛""實"指攻、補之治法。《難經·八十一難》:"經言無虛虛實實、損不足而益有餘。"本句意爲:實證不可濫用補法,使其更實;虛證不可妄用攻法,使其益虛。正確治法當是補其不足,損其有餘。

按語 未病,有釋爲"無病",然無病之人,有何治之必要!要之,治未病實爲據病傳規律,及早採取既病防變的措施。原文"酸入肝,焦苦入心,甘入脾。脾能傷腎,腎氣微弱,則水不行,水不行,則心火氣盛,則傷肺;肺被傷,則金氣不行,金氣不行,則肝氣盛,則肝自愈。此治肝補脾之要妙也"一段,尤在涇以爲非仲景原文。雖然這一段原文所述之法較爲曲折,然於五行相克卻全然相合。而治未病仍須遵循虛補實瀉法則,虛實異治。原文"四季脾王不受邪,即勿補之","肝虛則用此法,實則不在用之"均説明於此,並指出"餘藏準此"。

夫人禀五常,因風氣而生長,風氣雖能生萬物,亦能害萬物,如水能浮舟,亦能覆舟。若五藏元真[1]通暢,人即安和,客氣邪風,中人多死。千般疢難[2],不越三條:一者,經絡受邪入藏府,爲内所因也;二者,四肢九竅,血脉相傳,壅塞不通,爲外皮膚所中也;三者,房室、金刃、蟲獸所傷,以此詳之,病由都盡。

若人能養慎,不令邪風干忤[3]經絡;適[4]中經絡,未流傳藏府,即醫治之;四肢才覺重滯,即導引、吐納、鍼灸、膏摩[5],勿令九竅閉塞;更能無犯王法、禽獸災傷;房室勿令竭乏[6],服食節其冷熱苦酸辛甘,不遺[7]形體有衰,病則無由入其腠理。腠者,是三焦通會元真之處,爲血氣所注;理者,是皮膚藏府之文理也。

〔1〕元真　蓋指元氣、真氣也。原文第二個"元真"之"真",醫統本作"貞"。

〔2〕疢(chèn 趁)難　《廣雅・釋詁一》"疢,病也"。疢難,言疾病也。

〔3〕干忤　干,《説文・干部》"犯也";忤,本作牾,《説文・午部》"逆也",干忤意爲侵襲、侵犯。

〔4〕適　《一切經音義二十四》"適,始也"。

〔5〕膏摩　膏,藥膏;摩,按摩。膏摩,指將膏藥貼敷或按摩體表。

〔6〕乏　明仿宋本作"之"。

〔7〕遺　醫統本作"遺"。

按語　人與自然界密切相關,預防疾病不僅當避客氣邪風,更應重視內護元氣,因"不遺形體有衰,病則無由入其腠理",原文所述飲食起居之攝生法,目的也在於此。一旦發生疾病當及早診治,淺者易療,深者難治也。疾病種類雖繁,然則千百種疾病總不越三條。原文對發病途徑所作之歸類,雖未與病因特性相聯係,但對發病途徑之認識却提要鈎玄,爲宋・陳言創立三因學説奠定了基礎。

問曰:病人有氣色見[1]於面部,願聞其説。師曰:鼻頭色青,腹中痛,苦冷者死[2]。一云腹中冷,苦痛者死。鼻頭色微黑者,有水氣。色黃者,胸上有寒;色白者,亡血也。設微赤,非時[3]者,死;其目正圓者,痙[4],不治。又色青爲痛,色黑爲勞,色赤爲風[5],色黃者便難,色鮮明者有留飲。

〔1〕見　通現,謂顯露也。

〔2〕腹中痛,苦冷者死　《千金翼方》卷二"痛"作"冷","冷"作"痛"。

〔3〕非時　時,《説文·日部》"四時也",段注:本春秋冬夏之稱。此指當令之時,非時即言非當令之時。

〔4〕痤　金·成無己云:"痤當作瘥,傳寫之誤也"。《廣雅·釋詁》"瘥,惡也"。《説文·疒部》"痤,癉急也",以痤爲是。

〔5〕色赤爲風　色赤爲熱盛,熱極能生風,故云。

按語　本條望面部氣色診察疾病係按五行歸類結合臨牀所作之推論。原文"色黃者,胸上有寒;色白者,亡血也"其色之顯露位置,有言鼻部,有言面部,據臨牀似以後者更妥。

師曰:病人語聲寂然,喜驚呼者[1],骨節間病;語聲暗暗然不徹[2]者,心膈間病;語聲啾啾然細而長者[3],頭中病。一作痛。

〔1〕語聲寂然,喜驚呼者　寂,《廣雅·釋詁四》"静也"。句意爲病人安静無聲,而時作驚叫。

〔2〕暗暗(yīn音)然不徹　暗,默也,啞也。《説文通訓定聲·臨部第三》"暗,假借爲瘖"。句義喻病人語聲低微而不清徹。

〔3〕啾(jiū 糾)啾然細而長者　啾,《説文·口部》"小兒聲也"。句義喻病人聲細碎而長。

按語　本條以聞病人語聲論述診察疾病之方法。骨節間病乃指關節疼痛一類病證,心膈間病則爲痰濕壅遏胸膈之間,語聲重則震動頭部,故頭中病者,語聲低細而長。

師曰:息搖肩[1]者,心中堅;息引胸中上氣者,欬;息張口短氣者,肺痿[2]唾沫。

師曰:吸而微數,其病在中焦,實也,當下之即愈,虛者不治。在上焦者,其吸促;在下焦者,其吸遠[3],此皆難治。呼吸動搖振振者[4],不治。

〔1〕搖肩　搖,《説文·手部》"動也",《方言十二》"上也"。搖肩猶抬肩也。

〔2〕肺痿　病名。見《肺痿肺癰欬嗽上氣脉證并治第七》。

〔3〕其吸遠　指呼吸深而長。

〔4〕動搖振振者　振,動也。《説文·手部》"振,一曰奮也",《禮記月令》"蟄蟲始振"。此指病人呼吸急促時出現身體動搖不安之症狀。

按語　該二條均從聞呼吸聲音和望呼吸形態相結合來辨別病證。前條側重於辨病,後條則重視辨虛實病證,併推及預後。原文"實也,當下之即愈,虛者不治",強調實證易治,虛證難療。因而,原文自"在上焦者"始,至"不治"止,乃言虛證。

師曰:寸口脉動者,因其王時[1]而動,假令肝王色青,四時各隨其色。肝色青而反色白,非其時色脉,皆當病。

〔1〕王時　謂一年四季中五藏所主當令之時。在正常情況下當令時之色、脉相應。如春爲肝之令,色青、脉弦(規);夏爲心之令,色赤、脉洪(鉤、矩);秋爲肺之令,色白、脉浮(毛、衡);冬爲腎之令,色黑、脉沉(石、權);四季之末各十八日爲脾當令,色黃、脉緩。下文"非其時色脉"即非其王時之色脉。

按語　天人相應,正常情況下"四時各隨其色",若色、脉與時令不符,說明有發病之迹象,應該注意辨析。然氣候變幻無常,故既要領會其精神,亦不可拘泥。原文或但言脉,或僅列其色,均爲舉例,實應包括色、脉兩方面。

問曰:有未至而至[1],有至而不至,有至而不去,有至太過,何謂也? 師曰:冬至之後,甲子夜半少陽起,少陽之時[2]陽始生,天得溫和。以未得甲子,天因溫和,此爲未至而至也;以得甲子而天未溫和,此爲至而不至也;以得甲子而天大寒不解,此爲至而不去也;以得甲子而天溫和如盛夏五六月時,此爲至而太過也。

〔1〕未至而至　前"至"指時令，後"至"言氣候。下同。

〔2〕少陽之時　"陽"底本作"陰"，現據醫統本改。古時以甲子紀年、月、日，此用紀日。"冬至之後，甲子夜半少陽起"，指冬至後六十日始，爲少陽當令之時，故"少陽之時"指冬至後第二個甲子六十天，即雨水至穀雨節氣間。詳見《難經·七難》。

按語　春溫、夏熱、秋涼、冬寒，氣候與時令相應則有利於自然萬物生長化收藏，人體能與之相適應，不會發病；反之，氣候與時令不一致，天應寒而反熱，天應溫而反寒，則人體不能與之相適應，隨之可引起疾病。本條即舉例指出"未至而至"、"至而不至"、"至而不去"、"至而太過"這四種氣候與時令反常情況均可成爲致病因素。

師曰：病人脉浮者在前[1]，其病在表；浮者在後，其病在裏，腰痛背强不能行，必短氣而極[2]也。

〔1〕前　關前也，即寸脉；下文"後"與之相對，指關後尺脉。

〔2〕短氣而極　《方言》"極，疲也"。短氣而極指病人短氣而疲倦乏力。

問曰：經云厥陽獨行何謂也？師曰：此爲有陽無陰，故稱厥陽。

按語　健康之人處於"陰平陽秘"狀態，若陰盛陽衰或陽盛陰衰，均爲陰陽失調之征象。本條"有陽無陰"之厥陽系陰陽失調重證之一。

問曰：寸脉沉大而滑，沉則爲實，滑則爲氣，實氣相搏，血氣入藏即死，入府即愈，此爲卒厥。何謂也？師曰：唇口青[1]，身冷，爲入藏即死；知身和[2]，汗自出，爲入府，即愈[3]。

〔1〕唇口青　《脉經》卷八"唇"上有"不知人"三字。

〔2〕身和　《脉經》卷八"和"上有"溫"字。是。

〔3〕即愈　《脉經》卷八作"而復自愈"。

按語 本條論述卒厥之病機、脉證及預後。卒厥因"實氣相搏","氣"指血氣。實氣相搏即實邪與血氣相互搏結;其脉象爲"寸脉沉大而滑",因屬厥證,自當有神志不清之證。原文"入藏即死,入府即愈",旨在説明藏病病深難療,府病病淺易治之規律。

問曰:脉脱[1]入藏即死,入府即愈,何謂也? 師曰:非爲一病,百病皆然。譬如浸淫瘡[2],從口起流向四肢者,可治;從四肢流來入口者,不可治。病在外者可治,入裏者即死。

〔1〕脉脱 指一時性脉象乍伏不見之病證,多由邪氣阻遏,脉中氣血一時不通所致。

〔2〕浸淫瘡 見《瘡癰腸癰浸淫病脉證并治第十八》註。

按語 本條承上文進一步舉脉脱、浸淫瘡爲例,説明推斷疾病吉凶之規律。除反映"藏病病深難療,府病病淺易治"外,還説明病勢由内向外者,爲病退,易治;病勢由外向内者,爲病進,難療。這對臨牀有指導價值。

問曰:陽病十八,何謂也? 師曰:頭痛,項、腰、脊、臂、脚掣痛。

陰病十八,何謂也? 師曰:欬、上氣、喘、噦、咽[1]、腸鳴、脹滿、心痛、拘急。

五藏病各有十八[2],合爲九十病。人又有六微[3],微有十八病,合爲一百八病。五勞、七傷、六極、婦人三十六病[4],不在其中。

清邪居上,濁邪居下,大邪中表[5],小邪中裏,䅽飪之邪,從口入者,宿食也。五邪[6]中人,各有法度,風中於前[7],寒中於暮,濕傷於下,霧傷於上,風令脉浮,寒令脉急,霧傷皮腠,濕流關節,食傷脾胃,極寒傷經,極熱傷絡。

〔1〕咽(yē 噎) 謂咽中哽塞，此指噎塞一類病證。

〔2〕五藏病各有十八 五藏分別感受風、寒、暑、濕、燥、火之病，且各有在氣分、血分、氣血相兼三種病證之分，故每藏各有十八種病。下文"微有十八病"所指與此同。

〔3〕六微 言六府也。

〔4〕五勞、七傷、六極、婦人三十六病 《素問·宣明五氣》曰："久視傷血，久臥傷氣，久坐傷肉，久立傷骨，久行傷筋，是謂五勞所傷。"七傷，《金匱要略·血痹虛勞病脈證并治》有食傷、憂傷、飲傷、房室傷、飢傷、勞傷、經絡營衛氣傷之七傷。六極，指氣極、血極、筋極、骨極、肌極、精極。五勞、七傷、六極，泛指各種勞傷病證。婦人三十六病，《諸病源候論》、《千金方》指十二癥、九痛、七害、五傷、三痼。

〔5〕大邪中(zhòng 衆)表 大邪為風邪。中，侵入，下文諸"中"字，義同。後文"小邪"與之相對，指寒邪。

〔6〕五邪 指下文風、寒、濕、霧露、飲食五種病邪。

〔7〕前 前與下文"暮"相對，猶言午前。

按語 原文可分為二個層次，自"問曰：陽病十八"至"婦人三十六病，不在其中"止，為第一層次，主要論述古時醫生對疾病之分類；從"清邪居上"至"極熱傷絡"止為第二層次，論五邪致病特點。五邪中人特點包括侵襲時間、途徑、部位及證狀特徵等，對臨牀有指導價值。至於"極寒傷經，極熱傷絡"，系互文筆法，其實寒熱均既能傷經，又能傷絡。

問曰：病有急當救裏、救表者，何謂也？師曰：病〔1〕，醫下之，續得下利清穀〔2〕不止，身體疼痛者，急當救裏；後身體疼痛，清便自調者，急當救表也〔3〕。

〔1〕病 《脈經》卷七作"傷寒"。

〔2〕下利清穀 "清"，《釋名》："清，青也。去濁遠穢，色如青也。"引申為清稀。清穀謂瀉下清稀，完穀不化。

〔3〕急當救表也 《脈經》卷七在"救表"下有"救裏宜四逆湯，救表

宜桂枝湯"十二字。

夫病痼疾,加以卒病,當先治其卒病,後乃治其痼疾也。

按語 原文前條論表裏同病時之先後緩急救治法,後條言舊病加新病時之先後緩急救治法。表裏同病當分何者爲急。急者先治。身體疼痛之表證與下利清穀之脾腎陽虛證相比,後者爲急,故當先救裏,可選用四逆湯;及清便自調,則脾腎之陽得振,方可用桂枝湯散寒解表。至於痼疾加卒病,因卒病新入,一般易治;而痼疾根深,難以驟除,故當先治卒病。若不先治卒病,逕療痼疾,非但痼疾不會好轉,反使卒病深入,加重痼疾。因而痼疾加卒病,當先治卒病,後療痼疾。

師曰:五藏病各有得[1]者愈,五藏病各有所惡,各隨其所不喜者爲病。病者素不應食,而反暴思之,必發熱也。

[1] 得 《說文·彳部》"行有所得也",引申爲"獲"也。此指與病情相適宜之因素,如飲食、氣味、居處等。下文"所惡"、"所不喜"與之相對。

按語 適宜的飲食、居處等,能促使病情好轉,反之則可轉劇。此即原文"所得者愈"與"所惡"、"所不喜者爲病"。《素問·藏氣法時論》等篇對五藏病之喜惡宜忌有具體論述,可資佐證。據此,可知任何病證均有喜惡宜忌,應加仔細區別。至其"病者素不應食,而反暴思之,必發熱也",說明飲食改變也能反映機體內部之病變。故診病必當問飲食、居處。

夫諸病在藏欲攻之,當隨其所得[1]而攻之,如渴者,與豬苓湯。餘皆仿此。

[1] 得 得事之宜也。《大學》:"慮而後得"。此引申爲依憑之意。

按語 外感六淫,內傷七情,多屬無形之邪,居於體內常依附於"水"、"血"、"痰"、"食"等有形之邪而膠結不解。人體中之"水"、"血"、"痰"、"食",即結邪之淵藪。臨診治療當注意攻其所依附之實邪。見蓄血、結胸、食積可出現發熱症狀,但分別用桃仁承氣下其瘀、小陷胸化其痰,大小承氣攻其積食,則發熱症狀隨之而除,此即"隨其所得而攻之"。

痓[1]濕暍病脉證治第二 暍音謁

論一首　脉證十二條　方十一首

〔1〕痓　醫統本作"痙",是。

提要　本篇論述痓、濕、暍之病因病機、證候、治療方法及其歸轉,均冠以"太陽病"者,乃屬太陽病類證也。痓有剛、柔之分,剛痓用葛根湯,柔痓用栝蔞桂枝湯,裏實痓則用大承氣湯。濕病有表裏之別,表虛用防己黃耆湯,表實宜麻黃加术湯,風濕在表伴陽虛者當用桂枝附子湯,裏濕則有白术附子湯、甘草附子湯之分,風濕當微微發汗,濕痺但當利其小便。暍即中暑,熱盛者白虎加人參湯,濕重則一物瓜蒂湯治之。

太陽病,發熱無汗,反惡寒者,名曰剛痓。一作痙,餘同。

太陽病,發熱汗出而不[1]惡寒,名曰柔痓[2]。

〔1〕不　《諸病源候論》卷七無此字。

〔2〕柔痓　《脉經》卷八下有"一云惡寒"四字。

按語　上二條原文分別論述剛痓、柔痓證候。原文冠以"太陽病"者,乃言屬表證。既而痓病證當有筋脉拘急不利之狀。痓分剛柔,主要依據是否汗出及筋脉拘急不利之程度,至於柔痓是否均不惡寒亦不可泥。

太陽病,發熱,脉沉而細者,名曰痓,爲難治[1]。

〔1〕名曰痙，爲難治　《脉經》卷八作"爲痙"。

按語　太陽病，脉當浮，今反沉而細者，乃正虛邪入，故曰難治也。

太陽病，發汗太多，因致痙。

夫風病〔1〕下之則痙，復發汗，必拘急。

瘡家雖身疼痛，不可發汗〔2〕，汗出則痙。

〔1〕風病　中風。中風本陰虧陽亢，誤下則更傷陰液，故易致痙。

〔2〕發汗　《脉經》卷七作"攻其表"。

按語　上述三條均論述誤治致痙。誤治雖有誤汗、誤下之分，然劫液傷津則一。"瘡家雖身疼痛"，言兼表證。"不可發汗"乃不可妄汗、過汗。

病者身熱足寒，頸項強急，惡寒，時頭熱，面赤目赤〔1〕，獨頭動搖，卒口噤〔2〕，背反張〔3〕者，痙病也。若發其汗者，寒濕相得，其表益虛，即惡寒甚；發〔4〕其汗已，其脉〔5〕如蛇。一云其脉浛〔6〕。

〔1〕面赤目赤　《諸病源候論》卷七作"面目熱"。《脉經》卷八"目赤"作"目脉赤"。

〔2〕卒口噤　噤，《説文·口部》"口閉也"，《一切經音義》"口不開曰噤"。卒口噤乃突然牙關緊閉也。

〔3〕張　《諸病源候論》卷七此下有"是也，此由肺移熱於腎，傳而爲痙"十三字。

〔4〕發　《脉經》卷八上有"痙病"二字。

〔5〕脉　《脉經》卷八下有"浛浛"二字。

〔6〕浛　醫統本作"浛浛"，俞橋本作"滄滄"。

按語　本條論述痙病症狀及誤汗之變證。痙屬風強病，故有筋脉拘急不利之症狀。若誤汗則表益虛，"其脉如蛇"，如蛇者，乃脉道不利，如蛇行走之狀也。《金匱玉函要略述義》引軒邨寧熙以爲"若發其汗"下十七字，爲濕病文錯此。

暴腹脹大者,爲欲解,脉如故,反伏弦者,痙。

夫痙脉,按之緊如弦,直上下行[1]。一作築築而弦[2]。
《脈經》云:痙家其脉伏堅,直上下。

〔1〕夫痙脉,按之緊如弦,直上下行　《脈經》卷八作"痙脉來,按之
築築而弦,直上下行"。直上下行,謂脉象自寸至尺均弦而有力也。

〔2〕築築而弦　喻脉來弦勁有力。

按語　原文前條論述痙病之不同歸轉,後條論述痙病之主
脉。"脉如故"者,實指痙脉緊如弦,直上下行。至其痙病見暴
腹脹大爲欲解,乃痙病入府易愈,這與首篇"入府即愈"相呼應。

痙病有灸瘡[1],難治[2]。

〔1〕灸瘡　《説文·火部》"灸,灼也",段注:"今以艾灼體曰灸"。
灸瘡,蓋因灸所生之瘡。

〔2〕難治　此下原有:"《脈經》云:痙家其脉伏堅,直上下"十二字,
衍文,據醫統本删。

按語　灸瘡部位多爲俞穴所在,久潰不閉,氣血受損,故曰
痙病難治。

太陽病,其證備,身體強几几然[1],脉反沉遲,此爲
痙,栝蔞桂枝湯主之。

栝蔞桂枝湯方

栝蔞根二兩　桂枝三兩　芍藥三兩　甘草二兩　生薑
三兩　大棗十二枚

右六味,以水九升,煮取三升,分温三服,取微汗。
汗不出,食頃[2],啜[3]熱粥發之。

〔1〕几几(shū 殊)然　爲項背強直。

〔2〕食頃　頃,斯湏也,少頃也。食頃形容時間短促。

〔3〕啜　《廣雅·釋詁》"啜,食也"。

按語　栝蔞桂枝湯即桂枝湯加栝蔞根,桂枝湯調和營衛,

於理應有發熱,汗出;加栝蔞根乃清熱生津,故本證屬柔痙。

太陽病,無汗而小便反少,氣上衝胸,口噤不得語,欲作剛痙,葛根湯主之。

葛根湯方

葛根四兩　麻黃三兩,去節　桂枝三兩,去皮　芍藥二兩
甘草二兩,炙　生薑三兩　大棗十二枚

右七味,㕮咀,以水七升[1],先煮麻黃、葛根,減二升,去沫,内[2]諸藥,煮取三升,去滓,溫服一升,覆取微似汗,不須啜粥,餘如桂枝湯法將息及禁忌。

〔1〕七升　醫統本作"一斗",明仿宋本、俞橋本俱作"一升"。

〔2〕内(nà 那)　《説文·入部》"内,入也",内通納。放入之意。

按語　本條論述欲作剛痙證治。剛痙屬風寒表實,當有無汗而惡寒之證,本條更有小便少,氣上衝胸,口噤不語等症狀,乃風寒濕邪與正氣相搏,既不能向外透達,又不能向下通行,勢必上衝,投以葛根湯者,乃開泄表邪,疏通經隧也。

痙爲病[1],一本痙字上有剛字。胸滿口噤,卧不着席,脚攣急,必齘齒[2],可與大承氣湯。

大承氣湯方

大黃四兩,酒洗　厚朴半斤,炙,去皮　枳實五枚,炙　芒硝三合

右四味,以水一斗,先煮二物,取五升;去滓,内大黃,煮取二升;去滓,内芒硝,更上火微[3]一二沸,分溫再服,得下止服。

〔1〕痙爲病　《脈經》卷八"痙"上有"剛"字。

〔2〕必齘(xiè 械)齒　《脈經》卷八"必"上有"其人"二字。齘,《説

文·齒部》"齘,齒相切也",齘齒謂上下牙齒相摩切也。

〔3〕火微　《金匱玉函要略輯義》據宋版《傷寒論》作"微火"。

按語　本條不曰"太陽病",乃病屬於裏,就其症狀言,蓋爲陽明實熱痙也,故用大承氣湯,釜底抽薪,則痙病可愈。

太陽病關節疼痛而煩[1],脉沉而細[2]—作緩。者,此名濕痹[3]。《玉函》云:中濕。濕痹之候,小便不利,大便反快,但當利其小便。

〔1〕而煩　《脈經》卷八無。

〔2〕細　《脈經》卷八作"緩"。

〔3〕濕痹　《脈經》卷八作"中濕"。

按語　濕痹乃感受濕邪,濕遏氣機,膀胱氣化受阻而小便不利,濕趨大腸則大便反快。濕痹雖見大便溏,但治當從利小便着手。王履《醫經溯洄集》提及用五苓散及甘草附子湯。可作參考。

濕家之爲病,一身盡疼,—云疼煩。發熱,身色如熏黄也。

按語　濕邪留於體内可鬱而化熱,濕熱交蒸則可發黄。本條所述以濕爲主,故黄而晦暗,謂之熏黄。若以熱爲主,則又當別論。

濕家[1],其人但頭汗出,背强,欲得被覆向火。若下之早則噦,或胸滿,小便不利,—云利[2]。舌上如胎者,以丹田有熱,胸上有寒,渴欲得飲而不能飲,則口燥煩[3]也。

〔1〕濕家　《脈經》卷八第二下有"之爲病"三字。

〔2〕小便不利。一云利　《脈經》卷八作"小便利。一云小便不利"。

〔3〕煩　《脈經》卷八無此字。

按語　本條論述濕病攻下過早所致的變證。原文自"濕家"至"欲得被覆向火"止,論述濕遏肌表,陽氣不得外通而上越;從"若下之早則噦"至"則口燥煩也"止,論述濕病攻下過早所致之變證。治濕當利小便,若過早投以攻下,則可見陽氣被阻之噦證或變生上焦陽氣不布寒濕內留而胸滿,形成胸上有寒,下焦有熱。胸上有寒則舌苔白滑,下焦有熱則口燥,又復因濕邪內阻而渴不欲飲。因此"渴欲得飲而不能飲"乃補充說明"胸上有寒"、"丹田有熱"之症狀。

濕家下之,額上汗出,微喘,小便利一云不利。者,死;若下利不止者亦死。

按語 本條進一步論述濕病誤下變證及預後。濕病誤下傷劫陰液,并可使陽逆於上。若更加下利不止,膀胱不藏,則陰脫於下,預後不佳。

風濕相搏[1],一身盡疼痛,法當汗出而解,值天陰雨不止,醫[2]云此可發汗。汗之病不愈者,何也?蓋[3]發其汗,汗大出者,但風氣去,濕氣[4]在,是故不愈也。若治風濕者,發其汗,但微微似欲出汗者,風濕俱去也。

〔1〕風濕相搏 《脈經》卷八"風"上有"問曰"二字。
〔2〕醫 《脈經》卷八作"師"。
〔3〕蓋 《脈經》卷八作"問曰"。
〔4〕濕氣 《脈經》卷八下有"續"字。

按語 本條提出風濕在表之正確汗法。濕性粘膩,難以驟除,若峻發其汗,則風去濕在,故當微微發汗,便風濕俱去。原文"值天陰雨不止"者,示以處於易受濕襲之天氣,更應正確運用汗法。清·高學山認爲桂枝加术湯、麻杏薏甘湯、防耆加桂湯寓微汗之功,可以參考。

濕家病,身疼發熱,面黃而喘,頭痛,鼻塞而煩,其脉大,自能飲食,腹中和無病,病在頭中寒濕,故鼻塞,內藥鼻中則愈。《脈經》云:病人喘,而無"濕家病"以下至"而喘"十三[1]字。

　　〔1〕十三　趙開美本作"十一"。

　　按語　本條論述頭中寒濕之證治。寒濕僅留於頭中,鼻
竅,腹中和無病,病淺不必深求,可用瓜蒂散一類藥物塞入鼻中,
宣泄頭中寒濕即能治愈。

　　濕家身煩疼,可與麻黄加术湯發其汗爲宜,慎不可
以火攻之。

麻黄加术湯方

　　麻黄三兩,去節　桂枝二兩,去皮　甘草一兩[1],炙　杏仁
七十個,去皮尖　白术四兩

　　右五味,以水九升,先煮麻黄,減二升,去上沫,内諸
藥,煮取二升半,去滓,温服八合,覆取微似汗。

　　〔1〕一兩　趙開美本作"二兩"。

　　按語　本條有兩點值得留意,一是麻黄加术湯系麻黄湯加
白术。麻黄湯爲風寒表實而設,用於濕病,當屬表實濕病,故本
證除身體煩疼外,應有無汗症狀;二是麻黄與白术相伍,既治表
濕使"微微似欲汗出",又能併行表裏之濕,相得益彰。

　　病者一身盡疼,發熱,日晡所劇者[1],名風濕。此
病傷於汗出當風,或久傷取冷所致也,可與麻黄杏仁薏
苡甘草湯。

麻黄杏仁薏苡甘草湯方

　　麻黄去節,半兩,湯泡[2]　甘草一兩,炙[3]　薏苡仁半兩[4]
杏仁十個,去皮尖,炒[5]

　　右剉[6]麻豆大,每服四錢匕[7],水盏半,煮八分,去
滓,温服。有微汗,避風。

〔1〕日晡所劇者 《脈經》卷八"所"作"即"。晡,《玉篇》"申時也",日晡,亦作"日餔",謂天將暮時也。

〔2〕去節半兩湯泡 《外臺秘要》卷十九"半兩"作"四兩",無"湯泡"二字。

〔3〕一兩炙 《外臺秘要》卷十九"一兩"作"二兩"。

〔4〕半兩 《外臺秘要》卷十九"半兩"作"半升"。

〔5〕十個去皮尖炒 《外臺秘要》卷十九"十個"作"二兩",無"去皮尖炒"四字。

〔6〕㕮 《玉篇》"去芒角也"。㕮,指一種將藥物切細或削除其粗糙物之炮制方法。

〔7〕四錢匕 醫統本無"匕"字。

按語 本條風濕除身體疼痛外,更有發熱,且諸證日晡為甚等症狀,乃風濕已有化熱趨勢,故不用辛溫之桂枝,而用清化淡滲之薏苡仁。至於風濕何以"日晡所劇",歷代醫家有從陽明而論,有從肺金而言,更有從太陰濕土闡發,見仁見智,可供探討。

風濕,脈浮,身重,汗出,惡風者,防己黃耆湯[1]主之。

防己黃耆湯方

防己一兩[2]　甘草半兩,炙[3]　白术七錢半[4]　黃耆一兩一分,去蘆[5]

右㕮麻豆大,每抄五錢匕,生薑四片,大棗一枚,水盞半,煎八分,去滓,溫服,良久再服。喘者,加麻黃半兩;胃中不和者,加芍藥三分;氣上衝者,加桂枝三分;下有陳寒者,加細辛三分。服後當如蟲行皮中[6],從腰下如冰,後坐被上,又以一被繞腰以下,溫,令微汗,差[7]。

〔1〕防己黃耆湯 《脈經》卷八作"防己湯"。

〔2〕防己一兩 《外臺秘要》卷十九作"漢防己四兩"。

〔3〕半兩炒 《外臺秘要》卷十九作"二兩炙"。

〔4〕七錢半 《外臺秘要》卷十九作"三兩"。

〔5〕一兩一分去蘆 《外臺秘要》卷十九作"蜀黃耆五分"。

〔6〕服後當如蟲行皮中 《外臺秘要》卷十九在"皮中"下有"忌桃、李、雀肉、海藻、菘菜"九字。

〔7〕差 與瘥同。《方言三》"差,愈也。南楚病愈,謂之差"。

按語 本條論述表虛風濕證治。原文"脉浮"實指脉浮而緩。防己黃耆湯既能固表,又能祛風化濕,故方證相合。方後所附加減法指出,"如蟲行皮中,從腰下如冰"者,系衛陽振奮,濕往下行,病爲欲解之徵,所謂"坐被上",復以"一被繞腰以下",乃是助陽行濕之護理法,旨在助之以溫,便利濕行。防己黃耆湯、麻黃白术湯同治表濕證,一爲表虛而設,一爲表實而治,當予區别。

傷寒八九日,風濕相搏,身體疼煩,不能自轉側,不嘔不渴,脉浮虛而濇者,桂枝附子湯主之。若大便堅,小便自利者,去桂加白术湯[1]主之。

桂枝附子湯方

桂枝四兩,去皮 生薑三兩,切 附子三枚,炮,去皮,破八片
甘草二兩,炙 大棗十二枚,擘

右五味,以水六升,煮取二升,去滓,分溫三服[2]。

白术附子湯方

白术二兩[3] 附子一枚半,炮,去皮[4] 甘草一兩,炙 生薑一兩半,切[5] 大棗六枚[6]

右五味,以水三升,煮取一升[7],去滓,分溫三服。

一服覺身痹[8]，半日許再服，三服都盡，其人如冒[9]狀，勿怪，即是术附并走皮中逐水氣，未得除故耳[10]。

〔1〕去桂加白术湯　《脈經》卷八作"术附子湯"，《外臺秘要》卷一作"附子白术湯"。

〔2〕服　《外臺秘要》卷一下有"忌生薑、豬肉、海藻、菘菜"九字。

〔3〕二兩　《外臺秘要》卷一作"四兩"。

〔4〕一枚半炮去皮　《外臺秘要》卷一作"三枚，炮，去皮，四破"。

〔5〕一兩半切　《外臺秘要》卷一作"二兩"。

〔6〕六枚　《外臺秘要》卷一作"十二枚"。

〔7〕以水三升，煑取一升　《外臺秘要》卷一"以"上有"切"字，"三升"作"六升"，"一升"作"二升"。

〔8〕身痹　《一切經音義》十八"痹，手足不仁也"，身痹謂身體四肢麻木不仁。

〔9〕冒　《説文·曰部》："冢而前也"，謂頭目昏眩。

〔10〕未得除故耳　《外臺秘要》卷一"故耳"作"故使人如冒狀也"，後又有"本云附子一枚，今加之二枚，名附子湯。忌蔥、豬肉、菘菜、海藻、桃、李、雀肉等"二十八字。

按語　桂枝附子湯治陽虛風濕在表之證。"不嘔不渴"言胃氣和，病不在裏；"脉浮虛而澀"則説明病在於表而伴陽虛氣弱。若其人"大便堅，小便自利者"，則表證已減，可用白术附子湯。以方測證，桂枝附子湯有桂、薑，故用治陽虛風濕併以風爲主之證；白术附子湯無桂、有术，則用治陽虛風濕以濕爲重之證。白术附子湯藥後，病人可能有目眩等反應。

風濕相搏，骨節疼煩，掣痛不得屈伸，近之則痛劇[1]，汗出短氣，小便不利，惡風不欲去衣，或身微腫[2]者，甘草附子湯[3]主之。

甘草附子湯方

甘草二兩,炙　　附子二枚,炮,去皮[4]　　白术二兩[5]　　桂枝

四兩,去皮

右四味,以水六升,煑取三升,去滓,温服一升,日三服。初服得微汗則解,能食,汗出復煩者,服五合,恐一升多者,服六七合爲妙。

〔1〕劇 《外臺秘要》卷十九無此字。

〔2〕微腫 《外臺秘要》卷十九作"悉腫"。

〔3〕甘草附子湯 《外臺秘要》卷十九作"四物附子湯"。

〔4〕二枚炮去皮 《外臺秘要》卷十九作"二枚炮八破"。

〔5〕二兩 《外臺秘要》卷十九作"三兩"。

按語 本條論述風濕并重、表裏陽虚之證治。"汗出短氣,小便不利,惡風不欲去衣,或身微腫"乃表裏陽虚氣弱所致,故用甘草附子湯温陽逐濕,補中緩急。方後服藥方法,體現因人、因證制宜之法則。其中"恐一升多者,服六、七合爲妙",接"温服一升,日三服"後理解更妥。濕病原文多見於《傷寒論》,但詳略不一。濕病與風寒之邪相關甚切,本篇與《中風歷節病篇》均見。以上原文論濕病。

太陽中暍[1],發熱惡寒,身重而疼痛,其脉弦細芤遲。小便已,洒洒然毛聳[2],手足逆冷;小有勞,身即熱,口開前板齒燥[3]。若發其汗,則其惡寒甚;加温針,則發熱甚;數下之,則淋甚。

〔1〕中暍(yē椰) 《説文・日部》"暍,傷暑也,從日曷聲"。中暍即中暑。

〔2〕洒洒然毛聳 洒洒,寒貌;聳,《廣韻・腫第二》曰:"高也",謂病人汗毛竪立之畏寒貌。

〔3〕口開前板齒燥 原作"口前開板齒燥",據《傷寒論》卷二辨痙濕暍脉證并治第四乙轉。

按語 本條論述中暑證候及誤治後之變證。暑性升散,傷津耗氣。"口開前板齒燥"傷津也,而"小便已洒洒然毛聳,手足厥冷",“小有勞,身即熱"耗氣也,暑從外入,故可見惡寒、身疼之表證。"其脉弦細芤遲",系指病人可見弦細,可見芤遲之脉,此乃傷陰損陽程度深淺不一所致。暑病當清暑益氣養陰,至於辛溫攻表,硝黃攻下,均爲誤治。

太陽中熱者,暍是也。汗[1]出惡寒,身熱而渴,白虎加人參湯[2]主之。

白虎人參湯方

知母六兩　　石膏一斤,碎　　甘草二兩　　粳米六合　　人參三兩

右五味,以水一斗,煮米熟湯成,去滓,溫服一升,日三服。

〔1〕汗　《脉經》卷八上有"其人"二字。

〔2〕白虎人參湯　《脉經》卷八作"白虎湯"。

按語　本條論述中暑胃熱津傷證治。原文"惡寒",非表證,乃陽明熱盛,汗泄過多,肌腠疏松也。白虎人參湯清暑熱,益氣生津,正合中暑之胃熱津傷證候。

太陽中暍,身熱疼重[1]而脉微弱,此[2]以夏月傷冷水,水行皮[3]中所致也,一物瓜蒂湯[4]主之。

一物瓜蒂湯方

瓜蒂二七個[5]

右剉,以水一升,煮取五合,去滓,頓服。

〔1〕身熱疼重　《脉經》卷八"重"作"痛"。

〔2〕此　《傷寒論》作"亦"。

〔3〕皮　《脉經》卷八下有"膚"字。

〔4〕一物瓜蒂湯　《脉經》卷八無"一物"二字。

〔5〕二七個　趙開美本作"二十個"。

按語　暑分陰陽,本條暑證"身熱疼重而脉微弱",屬濕盛陽遏。當今治暑用一物瓜蒂湯已較少見,《醫宗金鑑》用大順散或香薷飲發汗,似更妥。本篇論暑,內容較爲簡單,臨證時自當結合明清溫病學説考慮,方較全面。

百合狐惑陰陽毒病脉〔1〕證治第三

論一首　證三條　方十二首

〔1〕脉　原無,據《脉經》卷八補。

提要　本篇論述百合、狐惑、陰陽毒病之證因脉治。百合病以精神恍惚不定,口苦、小便赤,脉微數爲特徵。其病機爲"百脉一宗,悉致其病"。其代表方爲百合地黃湯。狐惑病以咽喉、前後二陰潰瘍爲特徵。侵蝕咽喉爲惑,則用甘草瀉心湯治之;侵蝕前後二陰爲狐,病在前陰用苦參湯外洗,病在肛門用雄黃熏之。陰陽毒以面部發斑、咽喉痛爲特徵,方用升麻鱉甲湯加減治之。

論曰:百合病者,百脉一宗〔1〕,悉治〔2〕其病也。意欲食復不能食,常默默〔3〕,欲卧不能卧,欲行不能行,飲食或有美時,或有不用聞食臭時,如寒無寒,如熱無熱,口苦,小便赤,諸藥不能治,得藥則劇吐利,如有神靈者,身形如和,其脉微數。每溺時頭痛者,六十日乃愈;若溺時頭不痛,淅然者〔4〕,四十日愈;若溺快然〔5〕,但頭眩者,二十日愈。其證或未病而預見,或病四五日而出,或病二十日、或一月微〔6〕見者,各隨證治之。

〔1〕百脉一宗　"宗",《廣雅·釋詁》卷三下曰:"聚也"、"本也"。百脉一宗謂人體血脉分可百,但同歸心肺所主則一。

〔2〕治　趙開美本作"致",當從。

〔3〕默默　明仿宋本作"默然"。《廣韵·德第二十五》"静也"。默默謂病人精神不振,静默不語。

〔4〕淅(xī息)然者　淅,同洒;洒,寒貌,《素問·診要經終論》"令人洒洒時寒"。淅然者,言畏風,寒慄之狀也。

〔5〕快然　舒暢貌;溺快然引申爲小便通利,無何不適之感。

〔6〕微　《四部備要·金匱要略》作"後"。《外臺秘要》卷二作"復"。

按語　本條系百合病之總論。百合病以"百脉一宗,悉致其病"之病機和百合爲其主藥而得名。百合病症狀頗爲復雜,如寒無寒,似熱非熱,惟口苦,小便赤,脉微數較爲可據。因而百合病當是津虧内熱之症。心主血脉,肺朝百脉,百脉一宗者,蓋心爲一身之主宰,百脉滙於一宗,諸脉有病,悉致於心也。

百合病症狀出現時間先後不一,其病愈之時也有先後,原文以小便時有無頭痛、惡寒,斷其愈時之機理,可從肺與膀胱相關,膀胱經脉上行至頭,外達於表理解。至於原文述及六十日、四十日、二十日,僅説明病情有輕重之分,愈期有先後之别,并非定數。據證,百合病基本治則當是潤肺養陰清熱,然病因不一、病體不同之百合病,證候互有差異,施治亦應因證制宜。對情志内傷所致者,除藥治外,更應對病人作勸説開導,此亦"各隨證治之"之寓義所在。

百合病發汗後者〔1〕,百合知母湯主之。

百合知母湯方

百合七枚,擘　知母三兩,切〔2〕

右先以水洗百合,漬〔3〕一宿,當白沫出,去其水,更以泉水二升,煎〔4〕取一升,去滓〔5〕;别以泉水二升煎知母,取一升,去滓,後合和煎,取一升五合,分温再服〔6〕。

〔1〕者 《千金方》卷十在本條和下二條原文"者"前,均有"更發"二字。

〔2〕切 《千金方》卷十無。

〔3〕漬(zì字) 《一切經音義》十四引《俗文》"水浸曰漬"。此指將藥物浸入水中之炮制方法。

〔4〕煎 《千金方》卷十和《外臺秘要》卷二均作"煮"。《說文·火部》"煎,熬也,火乾也"。《方言》"凡有汁而乾謂之煎"。此處"煎"擬作"煮"。

〔5〕去滓 《外臺秘要》卷二下有"置之一處"四字。

〔6〕再服 《千金方》卷十下有"不差,更依法合服"七字。

按語 本條及下兩條原文,系百合病誤治後之證治;據前三條原文文義分析及下文"不經吐、下、發汗,病形如初"之原文可爲佐證。方中泉水煎知母取其清熱利尿之力,三藥相合共奏清熱潤肺之效。

百合病下之後者,滑石代赭湯〔1〕主之。

滑石代赭湯方

百合七枚,擘　滑石三兩,碎,綿裹　代赭石如彈丸大一枚〔2〕,碎,綿裹

右先以水洗百合,漬一宿,當白沫出,去其水,更以泉水二升,煎取一升,去滓〔3〕;別以泉水二升煎滑石、代赭,取一升,去滓,後合和重煎,取一升五合,分溫服。

〔1〕滑石代赭湯 《外臺秘要》卷二、《千金方》卷十均作"百合滑石代赭湯"。

〔2〕如彈丸大一枚 《千金方》卷十作"一兩"。

〔3〕滓 《外臺秘要》卷二下有"置一廂"三字。

按語 百合病本爲陰虛內熱,理當清滋爲治,若以"意欲食而復不能食"爲邪熱入裏之實證,誤用攻下,則傷津劫液,益使陰虧內熱更甚,而見小便不利之證狀;攻下之劑非但傷陰,且多

赳伐胃氣,胃氣上逆而嘔噁作,是故以百合加滑石清熱生津利尿,增代赭石重鎮降逆和胃,方藥與證候絲絲入扣。

百合病吐之後者[1],百合雞子湯主之。

百合雞子湯方

百合七枚,擘　雞子黃一枚

右先以水洗百合,漬一宿,當白沫出,去其水,更以泉水二升,煎取一升,去滓;勻,煎五分,溫服。

〔1〕者　《千金方》卷十上有"更發"二字。

按語　百合病誤吐勢必傷及脾胃之陰,故治以百合加雞子黃養陰和中。據方測證,本證當有胃脘嘈雜,干嘔,大便乾等症狀。

百合[1]病不經吐、下、發汗,病形如初者,百合地黃湯主之。

百合地黃湯方

百合七枚,擘　生地黃汁一升

右以水洗百合,漬一宿,當白沫出,去其水,更以泉水二升,煎取一升,去滓,内地黃汁,煎取一升五合,分溫再服。中病[2],勿更服,大便當如漆[3]。

〔1〕百合　《千金方》卷十下有"始"字。

〔2〕中病　中,當也。中病,謂治合乎病。

〔3〕大便當如漆　"當",醫統本作"常"。《千金方》卷十"大便當如漆"作"大便常出惡沫"。

按語　患百合病雖爲時不短,然未經誤治,症狀亦同首條原文所述,則仍屬典型之百合病,因而百合地黃湯就成爲治百合病之主方。此亦提示醫者治病不可拘泥於病程長短,而應以證

25

候爲依據,辨證論治。從本條原文"病形如初者"推論,上述汗、吐、下後的三種變證之證情更爲復雜。原文在服法提及"中病,勿更服",旨在告誡爲醫者不僅要對證下藥,而且還要觀察病者服藥後之反應,"中病即止"。

百合病一月[1]不解,變成渴者,百合洗方主之。

百合洗方

右以百合一升,以水一斗,漬之一宿,以洗身。洗已,食煮餘[2],勿以鹽豉也。

〔1〕一月 《千金方》卷十作"經月"。

〔2〕煮餘 趙開美本作"煮餅",《千金方》卷十作"白湯餅"。龐氏《傷寒總病論》謂煮餅是"切麴條,湯煮水淘過,熱湯漬食之"。丹波元簡《金匱要略輯義》引張師正《倦游録》云"凡以麵爲食煮之,皆謂湯餅"。"餅",餘,形近而誤,以趙開美本爲是。

百合病渴不差者,栝蔞牡蠣散主之。

栝蔞牡蠣散方

栝蔞根 牡蠣熬,等分

右爲細末,飲服方寸匕[1],日三服。

〔1〕方寸匕 古代量取藥末之器具。匕,即匙,以其狀如刀匕,故名。方寸匕爲體積正方一寸之容量,相當於十粒梧桐子大。

按語 上兩條原文《千金方》卷十、《外臺秘要》卷二均合爲一條,據證與方,此兩條原文系論述百合地黃湯之結合應用。前條論述百合病未解而見口渴者,可内服百合地黃湯,併配以百合洗方外洗;後條是用百合地黃湯、百合洗方未效後,改用百合地黃湯合栝蔞牡蠣散治之,前後相接。若將百合洗方或栝蔞牡蠣散作爲單獨治療百合病變證來理解,病增而藥減,於理不合。百合洗方"洗其外,所以通其内",起生津布液之功。"洗已,食煮餅"，乃調養胃氣以生津；"勿以鹽豉"，正以鹽豉能傷津耳。栝蔞牡蠣散證除有陰虛內熱見證外，當有陽浮之證象，故投栝蔞根生津，又以牡蠣鹹寒平滑，引熱下行。

百合病變發熱者，一作發寒熱。百合滑石散主之。

百合滑石散方

百合一兩，炙　滑石三兩

右爲散，飲服方寸匕，日三服，當微利者，止服，熱則除[1]。

〔1〕熱則除　《千金方》卷十、《外臺秘要》卷二下有"一本云：治百合病，小便赤澀，臍下堅急"十五字。另又有"百合病，變腹中滿痛者方。但取百合根，隨多少，熬令黃色，搗篩爲散，飲服方寸匕，滿消痛止"一條。

按語　百合病之熱象不甚明顯，現變發熱，可見證情有異。細加辨析，可見該變證與《傷寒論》陰虛水熱互結之猪苓湯證相近，故其症狀除發熱外，並見小便短澀不利。此從原文服藥後"當微利者，止服"得以説明。百合潤肺清熱，利水之上源；滑石淡滲利水，開下焦水道。

百合病見於陰者，以陽法救之；見於陽者，以陰法救之。見陽攻陰，復發其汗，此爲逆，見陰攻陽，乃復下之，此亦爲逆[1]。

〔1〕此亦爲逆　《脈經》卷八在兩處"爲逆"後，均有"其病難治"四字。《千金方》卷十一引該原文同"《脈經》"外，又有"論曰：百合病見在於陰而攻其陽，則陰不得解也，復發其汗爲逆；見在於陽而攻其陰，則陽不得解也，復下之，其病不愈"四十六字。

按語　百合病爲陰虛內熱，理當清滋爲治，則原文"見於陽者，以陰法救之"。本篇所述即屬於此。若遇及陽虛氣弱或陰損及陽之百合病，則應"見於陰者，以陽法救之"。該項治法實爲《靈樞·五色》"用陽和陰,用陰和陽"之具體體現。

狐惑之爲病,狀[1]如傷寒,默默欲眠,目不得閉[2],臥起不安,蝕[3]於喉爲惑,蝕於陰[4]爲狐[5],不欲飲食[6],惡聞食臭,其面目乍[7]赤、乍黑、乍白。蝕於上部[8]則聲喝[9],一作嗄。甘草瀉心湯主之[10]。

甘草瀉心湯方

甘草四兩　黃芩　人參　乾薑各三兩　黃連一兩　大棗十二枚　半夏半升

右七味,水一斗,煮取六升,去滓,再煎,溫服一升,日三服。

〔1〕狀　《脈經》卷八作"其氣"。

〔2〕目不得閉　《千金方》卷十作"目擥不得臥"。

〔3〕蝕　《韻會》:"凡物侵蠹皆曰蝕"。

〔4〕陰　咽喉居上故屬陽;前後二陰居下,故名曰陰。此陰指前後二陰。

〔5〕蝕於喉爲惑,蝕於陰爲狐　《諸病源候論》卷八作"蟲食於喉咽爲惑,食於陰肛爲狐"。《千金方》卷十作"其毒在喉咽爲惑病,在陰肛者爲狐病"。

〔6〕不欲飲食　《脈經》卷八"不"上有"狐惑之病"四字。

〔7〕乍　《廣雅·釋言》"乍,暫也"。此引申爲忽然之意。

〔8〕上部　指咽喉也。

〔9〕聲喝(yè 夜)　喝,噎塞。聲喝言語聲嘶啞或噎塞不利。

〔10〕蝕於上部則聲喝,甘草瀉心湯主之　《脈經》卷八"蝕"上有"其毒"二字。"喝",《外臺秘要》卷二作"嗄"。《脈經》、《千金方》、《外臺秘要》均無"甘草"二字。

蝕於下部[1]則咽乾[2],苦參湯洗[3]之。

苦參湯方[4]

苦參一升

以水一斗,煎取七升,去滓,薰洗,日三服[5]。

〔1〕下部 據下文"蝕於肛者"推論,此下部係指前陰。

〔2〕咽乾 《諸病源候論》卷八下有"此皆由濕毒氣所爲也"九字。

〔3〕洗 《脉經》卷八"洗"上有"淹"字。《千金方》、《外臺秘要》同《脉經》。

〔4〕苦參湯方 底本闕,據《四部備要·金匱要略》補。

〔5〕服 《金匱要略心典》、《醫宗金鑑》無;以外洗而論,當無。又龐氏《傷寒總病論》苦參湯爲"苦參半斤,槐白皮、狼牙根各四兩,右剉,以水五升煎三升半,洗之"。

蝕於肛者,雄黃熏之。

雄黃

右一味爲末,筒瓦二枚合之,燒,向肛熏之[1]。

《脉經》云:病人或從呼吸上蝕其咽,或從下焦蝕其肛陰,蝕上爲惑,蝕下爲狐。狐惑病者,豬苓散[2]主之。

〔1〕蝕於肛者,雄黃熏之。右一味爲末,筒瓦二枚合之,燒,向肛熏之 俞橋本"雄黃"下有"熏方"二字。《千金方》卷十爲"食於肛外者熏之,并用雄黃三片稍置瓦餅中,炭火燒,向肛熏之,并服湯也"。

〔2〕豬苓散 《證類本草》豬苓條下"《圖經》引張仲景條文曰:黃疸病及狐惑病并豬苓散主之。豬苓、茯苓、术各等分,杵末,每服方寸匕,與水調下。"

按語 狐惑病爲不同部位之糜爛、兼見卧起不安。其證狀變幻不定均係濕熱蟲毒内擾,使人惑亂而狐疑,故名狐惑。

狐惑按蟲毒侵蝕部位不一,治療亦有分別。如蝕於肛者,雄黃熏之;蝕於前陰,苦參湯洗之,若合以甘草瀉心湯内服,即取效更著。據方藥功效可知:狐惑病基本治療原則爲清熱燥濕殺蟲解毒,而治療方式及選用藥物可適當裁變。

病者[1]脉數,無熱,微煩,默默但[2]欲臥,汗出,初得之三四日,目赤如鳩[3]眼;七八日目四眥—本此有黃字。黑[4]。若能食者,膿已成也,赤豆當歸散主之。

赤豆當歸散方

赤小豆三升,浸令芽出,曝乾　當歸[5]三兩

右二味,杵[6]爲散,漿水[7]服方寸匕,日三服。

〔1〕病者　《脈經》卷八作"其人"。《千金方》、《外臺秘要》同。

〔2〕但　《脈經》卷八無。

〔3〕鳩　《説文・鳥部》:"鳩,鶻鳩也"。

〔4〕黑　《脈經》卷八上有"黃"字,《千金方》、《外臺秘要》同《脈經》。

〔5〕當歸　原無分量,據《千金方》卷十、《外臺秘要》卷二補。

〔6〕杵(chǔ 楮)　《説文・木部》"杵,春杵也"。《廣雅・釋器》"杵,所以毀碎物者也"。此處指用杵打碎藥物。

〔7〕漿水　《本草綱目》"漿水"釋名條引嘉謨言:"漿,酢也,炊粟米熟,投冷水中,浸五、六日,味酢,生白花,色類漿,故名"。又曰:"氣味甘微溫無毒,能調中引氣,宣和強力,通關開胃,止渴,霍亂洩利,消宿食。"

按語　《脈經》、《千金方》、《外臺秘要》列本條於狐惑門,歷代醫家對本條之理解不一致,有認爲是狐惑病,有認爲是陰陽毒病。尤在涇則着眼於病機,謂:"要之,亦是濕熱蘊毒之病,其不腐而爲蟲者,則積而爲癰,不發於身面者,則發於腸藏,亦爲病機自然之熱也。仲景意謂與狐惑、陰陽毒同源而異流者"。故該條可作爲狐惑之類似證或變證視之。原文"目赤如鳩眼"爲肝熱外顯之證,而目四眥黑則爲熱極似水之象。"若能食者"僅闡明胃氣未傷,並非衡量膿成之唯一依據。赤小豆當歸散於

《驚悸吐衄下血胸滿瘀血病篇》用治近血，據此而論，該證癰膿乃蘊結於大腸及肛。

陽毒之爲病[1]，面赤斑斑如錦文[2]，咽喉痛，唾膿血，五日可治，七日不可治[3]，升麻鱉甲湯[4]主之。

陰毒之爲病[5]，面目青，身痛如被杖[6]，咽喉痛，五日可治，七日不可治[7]，升麻鱉甲湯去雄黃、蜀椒主之[8]。

升麻鱉甲湯方

升麻二兩　當歸一兩　蜀椒炒去汗[9]，一兩　甘草二兩
鱉甲手指大一片，炙　雄黃半兩，研

右六味，以水四升，煮取一升，頓服之，老少再服取汗。

《肘後》、《千金方》陽毒用升麻湯，無鱉甲有桂，陰毒用甘草湯，無雄黃[10]。

[1] 陽毒之爲病　《脈經》卷八在"病"下，有"身重，腰背痛，煩悶不安，狂言，或走，或見鬼，或吐血下利，其脈浮大數"二十六字。

[2] 錦文　文，通紋，謂絲織錦上彩色花紋或條紋。此處喻病人臉部赤色斑塊如同錦文一樣。

[3] 治　《脈經》卷八下有"也，有傷寒一二日，便成陽毒，或服藥吐下後變成陽毒"二十一字。

[4] 升麻鱉甲湯　《脈經》卷八無"鱉甲"二字。

[5] 病　《脈經》卷八下有"身重，背強，腹中絞痛，咽喉不利，毒氣攻心，心下堅強，短氣不得息，嘔逆，唇青面黑，四肢厥冷，其脈沉細緊數，身如被打"四十五字。

[6] 身痛如被杖　《説文・木部》"杖，持也"。段注：凡可持及人持之皆曰杖。此處名詞動用，喻身體疼痛如被杖擊一樣。

[7] 不可治　《脈經》卷八下有"也，或傷寒初病一二日便結成陰毒，或服藥六七日以上至十日變成陰毒，甘草湯主之"三十三字。

〔8〕升麻鼈甲湯去雄黃、蜀椒主之　此與上條原文"升麻鼈甲湯"句，均爲倒裝句，實應接在"五日可治"下，文理方順。

〔9〕去汗　汗，《説文·水部》"身液也"。此指蜀椒經炒去油、去水。

〔10〕《肘後》、《千金方》陽毒用升麻湯，無鼈甲有桂，陰毒用甘草湯，無雄黃　考《肘後備急方》陰毒、陽毒均無升麻鼈甲湯化裁，陽毒無鼈甲有桂；陰毒無雄黃，除鼈甲用至一兩外，全藥俱在一二分之間。

按語　陰陽毒究係爲何病，歷代醫家所論不一，有謂系感天地疫癘之氣所致之疫證，有謂是據邪毒之深淺而分陰毒、陽毒；有謂是邪毒在陰經、陽經而分陰毒、陽毒，亦有與西醫斑疹傷寒等病相對比者。從原文視之，無論爲陽毒，抑是陰毒，均有咽喉疼痛面色異常之變化，惟陽毒症狀較明顯，陰毒較隱晦爲異耳。方中升麻、雄黃等乃是辟穢解毒之品，故陰陽毒爲疫氣所致較爲可信。原文"五日可治，七日不可治"，僅是依據病程長短，推斷預後好壞之約略估計。並非絕對之詞。至於陰毒用升麻鼈甲湯，反去溫熱之雄黃、蜀椒，《醫宗金鑑》認爲是"傳寫之訛"，並附以陰陽毒之外治法與變證治法，可資參考。

瘧病脉證并治第四

證二條　方六首

提要　本篇系論瘧之專篇。始言瘧病主脉和浮脉辨證治法，次分述溫瘧、癉瘧之脉因證治。溫瘧、癉瘧、牡瘧同爲瘧病，然互有區別，三者遷延日久，均可形成脇下腹内有癥瘕之瘧母。

師曰：瘧脉自弦，弦數者多熱，弦遲者多寒，弦小緊者下之差〔1〕，弦遲者可溫之，弦緊者可發汗，針灸也。

浮大者可吐之,弦數者風發[2]也,以飲食消息止之[3]。

〔1〕下之差 《脈經》卷八作"可下之"。

〔2〕風發 《外臺秘要》卷五"發"作"疾"。風發乃病機也,脈弦而數多爲熱盛,熱盛能生風,故言"風發"。

〔3〕飲食消息止之 消息,猶言體察、斟酌;止,除也,愈也,見《吕氏春秋·製樂》"疾乃止"高注。意指對風發一類瘧,可配以飲食斟酌治之。

按語 此乃綜論瘧病主脉並凭脉辨證諸治法也。瘧病位居半表半裏,歸屬少陽,故以弦脉爲主。然據受邪輕重、病人體質、病位上下、病程淺深而見證各異,故常見兼脉,如弦遲、弦數、弦緊、弦小緊、浮大等。"瘧脉自弦"者,仍當據證而辨也。本文據瘧脉分別相應治法,對"弦數者"除"以飲食消息止之"外,可用清法。

病瘧,以月一日發,當以十五日愈;設不差,當月盡解;如其不差,當如何?師曰:此結爲癥瘕[1],名曰瘧母,急治之,宜鱉甲煎丸。

鱉甲煎丸方

鱉甲十二分,炙[2] 烏扇三分,燒[3] 黄芩三分 柴胡六分 鼠婦[4]三分,熬 乾薑三分 大黄三分 芍藥五分 桂枝三分 葶藶一分,熬[5] 石葦三分,去毛[6] 厚朴三分 牡丹五分,去心[7] 瞿麥二分 紫威[8]三分 半夏一分[9] 人參一分 䗪蟲五分,熬 阿[10]膠三分,炙 蜂窠四分,熬 赤消[11]十二分 蜣蜋六分,熬[12] 桃仁二分[13]

右二十三味爲末。取鍛竈下灰一斗,清酒[14]一斛五斗,浸灰,候酒盡一半,着鱉甲於中,煮令泛爛如膠漆,絞取汁,内諸藥,煎爲丸,如梧子大,空心服七丸,日三服。

《千金方》用鱉甲十二片,又有海藻三分、大戟一分、䗪蟲[15]五分,無鼠婦、赤消二味,以鱉甲煎和諸藥爲丸。

〔1〕病瘧,以月一日發,當以十五日愈;設不差,當月盡解,如其不差,當如何? 師曰:此結爲癥瘕　《脈經》卷八“病瘧”作“瘧病”,無“以月一日發,當以十五日愈;設不差,當月盡解;如其不差,當如何? 師曰:此”二十八字。“當如何”,趙開美本作“當云何”。“癥瘕”,《蒼頡篇》“腹中病也”。癥,《玉篇》“腹中癥結病也”。瘕,《玉篇》“腹中病也”。《方書》:“腹中雖鞕,忽聚忽散,無有常準,謂之瘕,言病瘕而未及癥也”。

〔2〕鱉甲十二分,炙　醫統本作“鱉甲十一分”,《千金方》卷十作“成死鱉十二斤,治。如食法。”

〔3〕烏扇三分燒　烏扇即射干也,《外臺秘要》卷五無“燒”字。

〔4〕鼠婦　即地虱。

〔5〕一分熬　《外臺秘要》卷五作“二分”,無“熬”字。

〔6〕三分去毛　《外臺秘要》卷五作“三分”,無“去毛”二字。

〔7〕去心　《外臺秘要》卷五無。

〔8〕紫威　即凌霄。

〔9〕一分　《外臺秘要》卷五有“洗”字。

〔10〕阿　底本作“附”,形近之誤,據趙開美本改。

〔11〕赤消　乃消石也。

〔12〕熬　《外臺秘要》卷五作“炙”。

〔13〕二分　《外臺秘要》卷五作“三分”。

〔14〕清酒　蓋指澄清無灰之酒也。

〔15〕䗪蟲　《千金方》卷十第六作“䖟蟲”。

按語　病瘧者,往往於半月或一月間愈。蓋人之正氣復而邪氣衰也。倘不差解,病邪深入血絡,結於脇下而成癥瘕瘧母。然則十五日、一月爲期之說,自不可拘泥。總在治之及時爲是。

鱉甲煎丸方之鱉甲、大黃、桃仁、䗪蟲、柴胡、黃芩、半夏等活血、化痰、軟堅、散結。病久正虛,故加人參、芍藥、阿膠以益氣養陰。此攻積不傷正,扶正不碍邪也。酒製爲丸,以緩圖之。

師曰:陰氣孤絶,陽氣獨發[1],則熱而少氣煩冤[2],手足熱而欲嘔,名曰癉瘧。若但熱不寒者,邪氣内藏於心,外舍分肉[3]之間,令人消爍脱肉[4]。

〔1〕陰氣孤絶,陽氣獨發 《素問·瘧論》"陰氣"上有"其但熱不寒者"七字,"孤"作"先"。《千金方》卷十"陽氣獨發"下有"而脉微"三字。

〔2〕煩冤 《文選·嵇康琴賦》李註作聲蘊積不安之貌。煩冤謂心煩懊憹,難以言狀。

〔3〕分肉 指肌肉。肌肉外層爲白肉,肌肉内層爲赤肉,赤白分明,故名分肉。

〔4〕脱肉 醫統本作"肌肉"。

按語 此論癉瘧成因、病機及證候。據《素問·瘧論》本條原文"若但熱不寒者,邪氣内藏於心,外舍分肉之間,令人消爍脱肉"當在"名曰癉瘧"之前。癉者,熱也,據證而論,可以白虎加人參湯、竹葉石膏湯化裁治之。

温瘧者,其脉如平[1],身無寒但熱[2],骨節疼煩,時嘔[3],白虎加桂枝湯主之。

白虎加桂枝湯方

知母六兩 甘草二兩,炙 石膏一斤[4] 粳米二合[5] 桂枝去皮,三兩

右剉,每五錢,水一盞半,煎至八分,去滓,温服,汗出愈[6]。

〔1〕平 平人。《素問·平人氣象論》"平人者,不病也",即健康無病之人。

〔2〕身無寒但熱 《千金方》卷十作"無寒時,病六七日,但見熱也,其候"。《外臺秘要》卷五"但熱"作"時熱"。

〔3〕時嘔 《脈經》卷八下有"朝發暮解,暮發朝解,名曰温瘧"十二

字。《千金方》同《脉经》，但无"曰"字。

〔4〕一斤 《千金方》卷十下有"碎"字。

〔5〕二合 《千金方》卷十、《外台秘要》卷五作"六合"。

〔6〕愈 《外台秘要》卷五下有"忌海藻、菘菜、生薑。《伤寒论》云：用粃粳米，不熟稻米是也"二十一字。

按语 温疟乃里热炽盛，表有寒邪，里热盛则身无寒但热，表有寒则骨节烦疼，投白虎加桂枝汤者，清里热解表寒也。瘅疟和温疟都有但热不寒之证，然有程度之差。《素问·疟论》以先热后寒为温疟，但热不寒为瘅疟。可见温疟并非无寒，只是热多寒少而已。据此可知瘅疟邪热比温疟为重耳。

疟多寒者，名曰牡疟[1]。蜀漆散主之。

蜀漆散方

蜀漆烧去腥　雲母烧二日夜　龍骨等分

右三味，杵为散，未发前[2]，以浆水服半钱[3]。温疟加蜀漆半分，临发时，服一钱匕。一方雲母作雲實。

〔1〕牡疟 《外台秘要》卷五引《伤寒论》作"牝疟"。《灵枢·顺气一日分为四时》曰："心为牡藏"。牡疟以疟邪合痰饮内伏於心得名。

〔2〕未发前 《千金方》卷十作"先未发一炊顷"。

〔3〕以浆水服半钱 《千金方》卷十"浆水"作"酢浆"。《外台秘要》卷五作"以清酢浆水和半钱服"。

按语 历代医家对牡疟抑为牝疟，曾多争议。其实对其病名无过多争论之必要。要之，分清证与治。牡疟多由素体阳虚，复加痰浊疟邪阻遏，故发作以寒为主。因而牡疟与《素问·疟论》所言寒疟相近。方中蜀漆即常山苗，性苦寒能化痰截疟；雲母之根即为阳起石，性温气升，能助阳扶正；龍骨性涩，镇心安神，且能制蜀漆催吐太过，三药合用能祛痰通阳截疟。用蜀漆散当注意服药时间，故原文强调"未发前，以浆水服半钱"，过迟或過早服藥皆會影響藥效。

附《外臺秘要》方

牡蠣湯　治牡瘧[1]

牡蠣四兩,熬　麻黃四兩,去節　甘草二兩[2]　蜀漆三兩[3]

右四味,以水八升,先煮蜀漆、麻黃,去上沫,得六升,内諸藥,煮取二升,温服一升。若吐,則勿更服[4]。

〔1〕牡蠣湯治牡瘧　《外臺秘要》卷十作"仲景《傷寒論》牝瘧多寒者,名牝瘧,牡蠣湯主之"。

〔2〕二兩　《外臺秘要》卷十作"三兩,炙"。

〔3〕三兩　《外臺秘要》卷十下有"若無,用常山代之"七字。

〔4〕右四味,以水八升,先煮蜀漆、麻黃,去上沫,得六升,内諸藥,煮取二升,温服一升。若吐,則勿更服　《外臺秘要》卷十在"右四味"下有"切,以水洗蜀漆三遍,去腥"十一字。"則勿更服"下有"則愈,忌海藻、菘菜"。

柴胡去半夏加栝蔞湯　治瘧病發渴者,亦治勞瘧[1]。

柴胡八兩　人參　黃芩　甘草各三兩[2]　栝蔞根四兩
生薑二兩[3]　大棗十二枚[4]

右七味[5],以水一斗二升,煮取六升,去滓,再煎取三升,温服一升,日二服[6]。

〔1〕亦治勞瘧　《外臺秘要》卷五無。

〔2〕三兩　《外臺秘要》卷五下有"炙"字。

〔3〕二兩　《外臺秘要》卷五作"三兩"。

〔4〕枚　《外臺秘要》卷五下,有"擘"字。

〔5〕味　《外臺秘要》卷五下,有"切"字。

〔6〕日二服　《外臺秘要》卷五作"日三,忌海藻、菘菜"。

柴胡桂薑湯　治瘧寒多微有熱,或但寒不熱。服一

劑如神。

柴胡半斤　桂枝三兩,去皮　乾薑二兩　栝蔞根四兩　黃芩三兩　牡蠣三兩,熬　甘草二兩,炙

右七味,以水一斗二升,煮取六升,去滓,再煎取三升,溫服一升,日三服。初服微煩,復服汗出,便愈。

中風歷節病脉證并治第五

論一首　脉證三條　方十二[1]首

〔1〕十二　原作"十一",據目録改。

提要　中風、歷節皆與風邪有關,故合爲一篇。風病變化多端,本篇扼要地提出了中風在絡、在經、在府、在藏之主證,中風與痹證之區別及其治療;歷節由肝腎虧虛,復感外邪而成,原文除論述其不同成因及歷節與黃汗之區別外,具體提出歷節用桂枝芍藥知母湯、烏頭湯之證治。風引湯、侯氏黑散、防己地黃湯等方,於臨診實具不少成功案例,不可忽視。

夫風[1]之爲病,當半身不遂;或但臂不遂者,此爲痹[2]。脉微而數,中風使然[3]。

〔1〕風　中風。

〔2〕痹　《素問·痹論》"風寒濕三氣雜至合而爲痹也",此指感受風寒濕邪,肢體關節出現疼痛麻木,甚則活動不利之證。

〔3〕中風使然　《脉經》卷八在本條"夫風之爲病,當半身不遂;或但臂不遂者,此爲痹。脉微而數,中風使然"與下條"寸口脉浮而緊,緊則爲寒,浮則爲虛,寒虛相搏,邪在皮膚;浮者血虛。絡脉空虛,賊邪不瀉,或左或右,邪氣反緩,正氣即急,正氣引邪,喎僻不遂。邪在於絡,肌膚不仁;邪在於經,即重不勝;邪入於府,即不識人;邪入於藏,舌即難言,口吐涎"之間,另有"頭痛脉滑者,中風;風脉,虛弱也"一條。

按語 本條論述中風脉證及與痹證之區別。中風陽逆血菀,病及全身,當"半身不遂",痹者,經絡受阻,多居局部,故"但臂不遂",此言其常,非道其變。據此,本條中風非太陽病亦昭昭然也。

寸口脉浮而緊,緊則爲寒,浮則爲虚,寒虚相搏,邪在皮膚;浮者血虚,絡脉空虚,賊邪不瀉[1],或左或右,邪氣反緩,正氣即急,正氣引邪,喎僻不遂[2]。邪在於絡,肌膚不仁;邪在於經,即重不勝;邪入於府,即不識人;邪入於藏,舌即難言,口吐涎[3]。

〔1〕賊邪不瀉 賊邪,外邪也,《素問·上古天真論》"虚邪賊風,避之有時"。賊邪不瀉,言外邪侵入人體後留滯不去。

〔2〕喎僻(pì 辟)不遂 喎,同喎。《説文·口部》"喎,口戾不正也";僻,《説文·人部》:"辟也,一曰從旁牽也"。喎僻不遂,指口眼歪斜,不能隨意運動。

〔3〕涎 《脈經》卷八上有"於"字。涎,口液也,本作"次"。《爾雅·釋言》引《字林》"次,口液也"。

按語 本條原文可分兩個層次。自"寸口脉浮而緊"至"喎僻不遂"止,爲第一層,從脉象推論中風病機,其中"絡脉空虚,賊邪不瀉",説明中風之基本病機爲正虚邪過。至於"邪氣反緩,正氣即急,正氣引邪,喎僻不遂"係闡述中風口眼喎斜之病機及辨健、患側之方法。自"邪入於絡",至"口吐涎"止,爲第二層。論述中風自淺入深傳變規律和在絡、在經、在府、在藏之主證,反映出邪在經絡、病淺證輕;病入府藏,病情深重。原文將中風分爲四個階段,爲後世中風分爲中經絡、中藏府奠定了基礎。就症狀言,本條中風屬陽逆血菀之中風,然其病機所述,又不盡然,劉完素、李杲、朱震亨、葉天士對中風各有闡發,宜參合認識之。

侯氏黑散 治大風[1],四肢煩重,心中惡寒不足者。《外臺》治風癲。

　　菊花四十分　白术十分　細辛三分　茯苓三分　牡蠣三分
桔梗八分　防風十分　人參三分　礬石[2]三分　黄芩三分[3]
當歸三分　乾薑三分　芎藭三分　桂枝三分

　　右十四味,杵爲散,酒服方寸匕,日一服。初服二十
日,温酒調服,禁一切魚肉大蒜,常宜冷食,六十日止,即
藥積在腹中不下也,熱食即下矣,冷食自能助藥力。

　　〔1〕大風　與大風氣同。屬中風之類。

　　〔2〕礬石　白礬也,《神農本草經》作涅石,謂"味酸寒,主寒熱洩
利,白沃陰蝕,惡創,目痛,堅筋骨齒,鍊餌服之輕身不老,增年。一名羽碈,
生於山谷"。

　　〔3〕黄芩三分　趙開美本作"黄芩五分"。

　　按語　本條與其它原文體例不一,《金匱要略直解》、《金
匱懸解》、《醫宗金鑑》均刪。尤在涇以爲宋·孫奇所附,日人丹
波元簡則認爲隋唐醫家所附可能性更大,理由是:《諸病源候
論》云:"仲景經有侯氏黑散、紫石英方",此其一;其二,《外臺秘
要·風癲門》引《古今録驗》侯氏黑散療風癲方,無桔梗,有鐘乳
與石。方後細註,有"張仲景此方"五字。可知該方也有可認爲
屬仲景者。下文風引湯、防己地黄湯、頭風摩散與之相類。就方
兼論,後世人參再造丸,活絡丹均據侯氏黑散衍化,故侯氏黑散
可用治中風後期,無明顯熱象之證。

　　寸口脉遲而緩,遲則爲寒,緩則爲虚,榮緩則爲亡
血,衛緩[1]則爲中風。邪氣中經,則身癢而癮疹[2]。心
氣不足,邪氣入中,則胸滿而短氣。

　　〔1〕衛緩　《脈經》卷八作"衛遲"。

　　〔2〕癮疹　《外臺秘要》卷十五"《黄帝素問》曰風邪客於肌中,肌虚
真氣致散,又被寒搏皮膚,外發腠理,淫氣行之則癢也。所以癮癆瘙疾皆由
於此",可見癮疹也屬皮膚上出現麻粒或豆瓣大小疹塊,瘙癢難忍之類

病證。

按語 歷代醫家對"榮緩"、"衛緩"看法不一,據《傷寒論》所述,似以尤在涇作"浮緩"、"沉緩"解釋爲妥。太陽中風,脉自浮緩;亡血失血,脉道空虛,鼓動無力,則見沉緩,因而本篇雖以中風名篇,具體則有屬太陽病與陽逆血菀之分,當予區別。

風引湯[1] 除熱癱癇。

大黄 乾薑 龍骨各四兩 桂枝[2]三兩 甘草[3] 牡蠣各二兩[4] 寒水石 滑石 赤石脂 白石脂 紫石英 石膏各六兩[5]

右十二味,杵,粗篩,以韋囊[6]盛之,取[7]三指撮,井花水[8]三升,煮三沸,溫服一升[9]治大人風引,少小驚癇瘛瘲[10],日數十後[11],醫所不療,除熱方。巢氏云[12]:脚氣宜風引湯。

〔1〕風引湯 《千金方》卷十四作"紫石煮散",《外臺秘要》卷十五作"紫石湯方"。

〔2〕桂枝 《千金方》卷十四、《外臺秘要》卷十五俱作"桂心"。

〔3〕甘草 《外臺秘要》卷十五下有"炙"字。

〔4〕牡蠣各二兩 《千金方》卷十四作"牡蠣各三兩",《外臺秘要》卷十五"牡蠣"下有"熬"字。

〔5〕各六兩 《外臺秘要》卷十五作"八兩"。

〔6〕韋囊 係指古時用皮革製成之藥囊。

〔7〕取 《千金方》卷十四上有"懸於高凉處,欲用"七字。

〔8〕井花水 花通華,井華水指清晨最先汲取之井水也。《本草綱目·井泉水》"《集解》穎曰:井水新汲,療病利人。平旦第一汲,爲井華水,其功極廣"。

〔9〕煮三沸,溫服一升 《千金方》卷十四作"煮取一升二合,大人頓服,未百日兒服一合,未能者綿沾著口中,熱多者日四五服,以意消息之"。

〔10〕驚癇瘈瘲 驚癇,動風病也;瘈瘲,《集韻》癇疾。驚癇瘈瘲,統指小兒癲癇病也。

〔11〕後 醫統本作"發"。

〔12〕氏云 底本無,據醫統本補。

按語 《千金方》紫石煮散、《外臺秘要》紫石湯方,僅與風引湯方名有異,藥物與主治皆同。《外臺秘要》方後更有小注,云"此本仲景《傷寒論》方,《古今録驗》范汪同"。考《外臺秘要》卷十八所載《千金方》風引湯,與本方迥異。顧名思義,風引湯是用治風癇掣引病證之方,臨牀用該方治愈癲癇頗多,張錫純創製治高血壓驗方——建瓴湯,據其所言,也系"竊師風引湯之義也"。《幼幼新書》、《證治準繩》、《醫學綱目》將"瘈"作"癲",不免有偏激之嫌,然據方藥而論,風引湯似用治風痰内藴,略偏熱之癇證較妥。

防己地黄湯 治病如狂犬[1],妄行,獨語不休,無寒熱,其脉浮。

防己一分 桂枝三分 防風三分 甘草二分

右四味[2],以酒一杯,漬之一宿,絞取汁,生地黄二斤,㕮咀,蒸之如斗米飯,久以銅器盛其汁,更絞地黄汁,和分再服。

〔1〕犬 趙開美本作"狀"。是。

〔2〕右四味 趙開美本、俞橋本右四味藥量"分"俱作"錢"。

按語 防己地黄湯五味,獨生地黄最重,知本方以清熱凉血爲主旨,如是"病如狂狀,妄行,獨語不休"系血熱擾心顯然。"無寒熱"言無表邪也;脉浮乃"浮者血虚"之意,臨牀辨證須抓主證。

頭風摩散[1]方

大附子一枚,炮[2] 鹽等分

右二味,爲散。沐了〔3〕,以方寸匕,已摩疢上〔4〕,令藥力行〔5〕。

〔1〕散 《千金方》卷十三無。

〔2〕大附子一枚炮 《千金方》卷十三作"大附子一枚中形者"。

〔3〕沐了 《千金方》卷十三作"沐頭竟"。沐,《説文·水部》:"濯髪也"。沐了,謂洗頭之後也。

〔4〕已摩疢上 "疢",趙開美本作"疾",《千金方》卷十三作"頂"。已,隨即之意。《史記·項羽記》"韓王無軍功,王不使之國,與俱至彭城,廢以爲侯,已又殺之"。

〔5〕令藥力行 《千金方》卷十三無。

按語 本條論述頭風外治方法。摩法陳修圓以爲"法捷而無他弊"。頭風摩散雖今人已不多用,然宋·陳言《三因極一病證方論》所載治沐頭中風而出現惡風、頭痛之首風之附子摩頭散,即是此方。

寸口脉沉而弱,沉即主骨,弱即主筋,沉即爲腎,弱即爲肝。汗出入水中,如水傷心,歷節黄汗出,故曰歷節。

按語 本條論述歷節病因病機及其脉證。歷節成因有內外之分,內因系肝腎不足,脉沉而弱,"沉即爲腎","弱即爲肝";外因爲感受水濕之邪,"汗出入水中"乃舉例而已。內外相合,濕流關節,而爲關節疼痛之歷節病也。"水傷心"系水濕流經入絡,由脉及心之意。黄汗以汗出沾衣如蘗汁爲特徵,然本條黄汗僅指關節疼痛腫脹部位溢出黄水,非全身性之黄汗病也,當與《水氣病篇》對勘。

跌陽脉〔1〕浮而滑,滑則穀氣實,浮則汗自出。

〔1〕跌陽脉 胃脉也,居足背上五寸骨間動脉處,即衝陽穴是也。

按語 歷代注家對本條原文約有兩説,一説以爲"穀氣實"爲胃熱盛,"汗自出"系表虚招外邪,風熱相搏,則成爲實熱挾風之歷節病;另一説謂"穀氣盛"爲裏不虛,風入必隨汗出而不能留戀,故不成歷節病。就本篇而論似以前者爲妥。

少陰脉[1]浮而弱,弱則血不足,浮則爲風,風血相搏,即疼痛如掣。盛人[2]脉濇濇小,短氣自汗出,歷節疼不可屈伸,此皆飲酒汗出當風所致[3]。

〔1〕少陰脉 腎脉也,即位居足内踝後跟骨上動脉陷中太溪穴。

〔2〕盛人 外形肥胖之人。

〔3〕盛人脉濇小,短氣自汗出,歷節疼不可屈伸,此皆飲酒汗出當風所致 醫統本另作一條。

按語 原文"風血相搏,即疼痛如掣"之上是腎虛血弱,感受風邪之歷節;"盛人脉濇小"以下則論氣虛濕盛之人汗出當風所致之歷節。

上述三條原文共論四種歷節成因。一是肝腎虧虛,汗出入水中,水濕浸淫;二是胃中穀氣實復感風邪;三是腎虛血弱,外感風邪,血爲風動;四是氣虛濕盛之體,汗出當風。雖然歷節成因互異,但從虛而得則一。

諸肢節疼痛,身體魁瘰,脚腫如脱[1],頭眩短氣,溫溫欲吐[2],桂枝芍藥知母湯主之。

桂枝芍藥知母湯方

桂枝四兩　芍藥三兩　甘草二兩　麻黄二兩　生薑五兩
白术五兩　知母四兩　防風四兩　附子二兩[3],炮

右九味,以水七升,煮取二升,溫服七合,日三服。

〔1〕身體魁瘰,脚腫如脱 魁瘰,趙開美本作"魁羸",醫統本、俞橋本均作"尫羸",《脈經》卷八作"魁漯"。魁,《廣雅·釋詁》大也。身體魁瘰,脚腫如脱,形容關節腫大木然如脱。

〔2〕溫溫欲吐 謂時時有輕微欲吐之狀。

〔3〕二兩 趙開美本作"二枚"。

按語 本條原文有三處當予闡釋。一爲歷節與痹證之關係，歷節内由肝腎不足，外則感受風寒濕所致，痹證爲風寒濕三氣雜至引起，故本篇歷節與《素問·痹論》之痹所指近同。丹波元簡曰"歷節，即《痹論》所謂行痹、痛痹之類，後世呼爲痛風，《三因》、《直指》稱爲白虎歷節是也"。二爲原文"身體魁羸，脚腫如脱"與臨牀痹證久後身體消瘦極甚，獨膝踝關節腫大之情況近似。

三爲桂枝芍藥知母以辛散溫通藥爲主，可見本條歷節屬寒濕。方中桂枝、麻黃、附子祛風散寒，溫經止痛；白术、防風除濕宣痹；赤芍行瘀，生薑止嘔，知母消腫，甘草調和諸藥，共奏祛風散寒之功。

味酸則傷筋，筋傷則緩，名曰泄；鹹則傷骨，骨傷則痿，名曰枯；枯泄相搏，名曰斷泄。榮氣不通，衛不獨行，榮衛俱微，三焦無所御，四屬斷絶[1]，身體羸瘦，獨足腫大。黃汗出，脛冷。假令發熱，便爲歷節也。

[1] 四屬斷絶　屬，《説文·尾部》，"連也"，四屬引申作四肢。四屬斷絶指四肢失去榮衛之濡養。

按語 前已提及歷節成因有四，本條又提出偏嗜酸鹹，損傷肝腎筋骨而致歷節，感受外邪亦包含其中。對原文"黃汗出，脛冷；假令發熱，便爲歷節"，據水氣病脉證并治第十四"黃汗之病，兩脛自冷；假令發熱，便爲歷節"觀之，似指歷節與黃汗區別，即身出黃汗，兩脛發冷者，屬黃汗；反之，關節局部出黃汗，而兩脛發熱者，則屬歷節。其實，黃汗與歷節，應主要從汗之顏色、部位及關節是否疼痛進行鑑别，不應拘泥於脛之冷熱。

病歷節，不可屈伸，疼痛，烏頭湯主之。

烏頭湯方　治脚氣疼痛，不可屈伸[1]。

麻黃　芍藥　黃耆各三兩　甘草三兩[2]，炙　川烏五枚，咬咀，以蜜二升，煎取一升，即出烏頭

右五味，咬咀四味，以水三升，煮取一升，去滓，内蜜煎中，更煎之，服七合。不知，盡服之。

〔1〕治脚氣疼痛，不可屈伸　疑後人所附。脚氣，病證名。《千金方》卷七"此病先從脚起，因即脛腫，時人號爲脚氣"。《活人書·脚氣》"脚氣之病始得不覺，因他病乃知，毒氣入心則少腹頑痹不仁，使知嘔吐，死在朝夕矣。"

〔2〕三兩　底本無，據《金匱要略論注》、《沈注金匱要略》、《金匱要略心典》補。

按語　歷節病本有關節疼痛，但本條疼痛尤爲劇烈，以致影響關節活動，"不可屈伸"，足見感受寒邪較重，故選溫經散寒，除濕宣痹之重劑烏頭湯治之。方中烏頭蜜煎，既解烏頭之毒，又協同甘草調和諸藥。

礬石湯　治脚氣衝心

礬石二兩

右一味，以漿水一斗五升，煎三五沸，浸脚良。

按語　本條論述脚氣衝心之外治法。歷代註家論本方均有不同看法。清·程雲來以爲本方系宋人所附。《醫宗金鑑》不錄，曹穎甫《金匱發微》則認爲"此方即仲景書"。考脚氣病名，自隋唐後方見，故本方實系後人所附。尤在涇《金匱要略心典》認爲脚氣病，濕傷於下而氣上衝，其腫先見於足，繼而及脛。礬石味酸澀，性燥，能袪水收濕解毒，毒解濕化，氣衝自止。陳修園以爲脚氣衝心重證，當以烏頭湯内服，再以此湯外治。

附方[1]

《古今錄驗》續命湯[2]　治中風痱[3]，身體不能自收，口不能言，冒昧[4]不知痛處[5]，或拘急不得轉側[6]。

姚云:與大續命同,兼治婦人産後去血[7]者及老人小兒[8]。

麻黄　桂枝　當歸　人參　石膏　乾薑　甘草各三
兩　芎藭一兩[9]　杏仁四十枚

右九味,以水一斗,煮取四升,温服一升,當小汗,薄
覆脊,憑几[10]坐,汗出則愈。不汗,更服,無所禁,勿當
風。并治但伏不得臥,欬逆上氣,面目浮腫[11]。

〔1〕附方　原脱,據本書體例補。

〔2〕《古今録驗》續命湯　《千金方》卷八作“西州續命湯”,《外臺秘
要》卷十五作“續命湯”。

〔3〕痱(fēi 廢)　《千金方》卷八下,有小注“一作入藏”四字。
《説文·疒部》“風病也”。《諸病源候論》卷一“身體無痛,四肢不收,神智
不亂,一臂不遂者,風痱也。時能言可治,不能言者不可治”。

〔4〕冒昧　冒,昏悶也,《素問·玉機真藏論》“太過則令人善忘,忽
忽眩冒而巔疾”。昧,昏亂。見《左傳·宣公十二年》“兼弱攻昧”杜注:昏
蒙不清也。

〔5〕不知痛處　《千金方》卷八作“不識人”。

〔6〕或拘急不得轉側　《千金方》卷八無“或”。“拘急”下有“背痛”
二字。

〔7〕去血　《外臺秘要》卷十四上有“大”字。

〔8〕小兒　《外臺秘要》卷十四下有“方”字。

〔9〕一兩　底本無。據《千金方》卷八、《外臺秘要》卷十四補。

〔10〕几　《説文·几部》:“凥几也”。段注:“凥,處也;處,止也”,
謂安體憑倚之具也。

〔11〕面目浮腫　《外臺秘要》卷十四“浮”作“洪”,“腫”下有“忌海
藻、菘菜、生薑”。範汪方主病及用水升數,煮取多少并同。汪云:是仲景
方,本欠兩味“出第八卷中”三十八字。

《千金》三黄湯[1]　　治中風,手足拘急,百節[2]疼
痛,煩熱心亂惡寒,經日不欲飲食。

麻黄五分　獨活四分　細辛二分　黄耆二分　黄芩三分

右五味[3]，以水六升[4]，煮取二升，分温三服。一服小汗，二服大汗。心熱加大黄二分，腹滿加枳實一枚，氣逆加人參三分，悸加牡蠣三分，渴加栝蔞根三分，先有寒加附子一枚。

〔1〕《千金》三黄湯　《千金方》卷八作"仲景三黄湯"。

〔2〕百節　多節也，《吕氏春秋》"百節千脉"。統指一身之關節也。

〔3〕右五味　明仿宋本、俞橋本方中五味藥量"分"俱作"錢"。

〔4〕以水六升　《千金方》卷八"以"上有"㕮咀"二字，"六升"作"五升"。

《近效方》术附子湯[1]　治風虚頭重眩，苦極，不知食味，暖肌補中，益精氣[2]。

白术二兩[3]　附子一枚半[4]，炮，去皮　甘草一兩[5]，炙

右三味[6]，剉，每五錢匕，薑五片，棗一枚，水盞半，煎七分，去滓，温服[7]。

〔1〕《近效方》术附子湯　《外臺秘要》卷十五作"《近效》白术附子湯"。

〔2〕益精氣　《外臺秘要》卷十五下有"又治風濕相搏，骨節疼痛，不得屈伸，近之則痛，汗出短氣，小便不利，惡風不欲去衣，身體微重者方"三十八字。

〔3〕二兩　《外臺秘要》卷十五作"三兩"。

〔4〕一枚半　《外臺秘要》卷十五作"二枚"。

〔5〕一兩　《外臺秘要》卷十五作"二兩"。

〔6〕右三味　《外臺秘要》卷十五除白术、甘草、附子外，有"桂心四兩"，故"右三味"作"右四味"。

〔7〕剉，每五錢匕，薑五片，棗一枚，水盞半，煎七分，去滓，温服　《外臺秘要》卷十五作"切，以水六升，煮取三升，分爲三服，日三。初服得微汗即解，能食復煩者，將服五合以上愈。忌海藻、菘菜、猪肉、生葱、桃李、雀肉等。此本仲景《傷寒論》方。"

崔氏八味丸[1]　治脚氣上入[2]，少腹[3]不仁。

乾地黄八兩　山茱萸[4]　薯蕷各四兩　澤瀉[5]　茯
苓　牡丹皮各三兩　桂枝[6]　附子炮各一兩[7]

右八味,末之,煉蜜和丸梧子大,酒下十五丸,日
再服[8]。

〔1〕崔氏八味丸　《外臺秘要》卷十八作"張仲景八味丸方"。

〔2〕上入　《外臺秘要》卷十八"入"下有"少腹"二字。

〔3〕少腹　俞橋本作"小腹"。

〔4〕山茱萸　《外臺秘要》卷十八作"山茱萸五兩"。

〔5〕澤瀉　《外臺秘要》卷十八作"澤瀉四兩"。

〔6〕桂枝　《外臺秘要》卷十八作"桂心三兩"。

〔7〕附子炮各一兩　《外臺秘要》卷十八作"附子二兩炮"。

〔8〕酒下十五丸,日再服　《外臺秘要》卷十八作"酒服二十丸,漸加至三十丸,仍灸三里、絶骨。若脚數轉筋,灸承山;若脚脛内稍不仁,灸三陰交。忌豬肉、冷水、生葱、醋物、蕪荑"。

《千金方》越婢加术湯[1]　治肉極熱,則身體津脱,腠理開,汗大泄,厲風氣[2],下焦脚弱。

麻黄六兩　石膏半斤[3]　生薑三兩　甘草二兩　白术
四兩　大棗十五枚

右六味[4],以水六升[5],先煮麻黄,去上沫[6],内諸
藥,煮取三升,分温[7]三服。惡風加附子一枚,炮[8]。

〔1〕越婢加术湯　《千金方》卷十五作"越婢湯"。

〔2〕厲風氣　厲,《廣韵・祭》:"烈也,猛也";言劇烈之風病也。

〔3〕半斤　《千金方》卷七作"半升"。

〔4〕右六味　《千金方》卷七越婢湯中有"大附子一枚","右六味"作"右七味"。

〔5〕六升　《千金方》卷七作"七升"。

〔6〕去上沫　《千金方》卷七"去"上有"再沸,掠"三字。

〔7〕温　《千金方》卷七無。

〔8〕惡風加附子一枚,炮　《千金方》卷七作小字注云"胡洽方只五

味。若惡風加附子一枚,多淡水者加白术四兩"。

血痹虛勞病脈證并治第六

論一首　脉證九條　方九首

提要　血痹虛勞兩病,皆由虛而得,故血痹不與風痹同論,而與虛勞并列。篇首簡論血痹之脉、因、證、治,着重論述虛勞。虛勞乃以五藏氣血虛損爲立論根據,其證有陰虛、陽虛、陰陽兩虛之異,治療着重在補益脾腎,健運中氣,調整陰陽之平衡。

問曰:血痹病[1]從何得之? 師曰:夫尊榮人[2],骨弱肌膚盛,重因[3]疲勞汗出,卧[4]不時動搖,加[5]被微風,遂得之[6]。但以脉自微濇,在寸口、關上小緊,宜鍼引陽氣,令脉和緊去則愈。

〔1〕病　《脈經》卷八無此字。

〔2〕尊榮人　指不事勞動,養尊處優之人。

〔3〕因　趙開美本作"困"。

〔4〕卧　《脈經》卷八上有"起"字。

〔5〕加　《脈經》卷八作"如"。

〔6〕之　《脈經》卷八下有"形如風狀"四字。

按語　血痹病之內因,爲筋骨脆弱,腠理不固;外因爲疲勞汗出,感受風邪,陽氣受阻,血行不暢所致。故治以鍼引陽氣,陽出而邪去,血痹乃通。以是知血分受痹,不當獨治其血分,行氣亦可矣。

血痹陰陽俱微[1],寸口關上微,尺中小緊,外證身體不仁,如風痹[2]狀,黃耆桂枝五物湯主之。

黃耆桂枝五物湯方

黃耆三兩　芍藥三兩　桂枝三兩　生薑六兩　大棗十二枚

右五味,以水六升,煮取二升,溫服七合,日三服。一方有人參。

〔1〕陰陽俱微　陰血陽氣皆虛。

〔2〕風痹　《脈經》卷八無"痹"字。風痹是以肌肉麻木和疼痛爲主證之疾病。

按語　血痹爲營衛氣血皆虛之病證。前條所論病情較淺,故用鍼刺可愈;本條所述病情較重,必須內服湯藥,用黃耆桂枝五物湯益氣和營,通陽行痹,此即《靈樞·邪氣藏府病形》所謂:"陰陽形氣俱不足,勿取以鍼,而調以甘藥也"之意。

夫男子平人〔1〕,脉大爲勞,極虛亦爲勞。

〔1〕平人　指外形如常,內藏氣血虛損之人。

按語　脉大是浮取而大,重按無力,爲陽虛氣浮或陰虛陽浮之象;脉極虛是輕按則軟,重按極無力,系精氣內損,脉道不充所致。此大、虛二脉實爲虛勞之大綱。

男子面色薄〔1〕者,主渴及亡血,卒喘悸〔2〕,脉浮者,裏虛也。

〔1〕面色薄　面色淡白無華。

〔2〕卒喘悸　"卒"通"猝",突然之意。卒喘悸,即突然氣喘心悸。

按語　本條系指陰血不足,虛陽外越,氣散於外,精奪於內所致之證。文中"脉浮者,裏虛也",與《藏府經絡先後病脉證第一》"浮者在後,其病在裏",及《中風歷節病脉證并治第五》"浮則爲虛"之意相似,可互參。

男子脉虛沉弦,無寒熱,短氣裏急〔1〕,小便不利,面色白,時〔2〕目瞑〔3〕,兼〔4〕衄,少腹滿,此爲勞使之然。

〔1〕短氣裏急　謂呼吸氣短，腹中拘急。

〔2〕時　《脈經》卷八下更有"時"字。

〔3〕目瞑　瞑，《集韻》："目不明也。"目瞑，謂視物不清而昏昏然。又瞑通眩，《方言·三》："凡飲藥傅藥而毒謂之瞑，或謂之眩"。

〔4〕兼　《脈經》卷八作"此人喜"三字。

按語　脉虛沉弦，是沉取帶弦，虛軟無力，沉弦爲陰不足之征，虛軟乃陽不足之象。

上述三條，以脉論證，皆非外感，而屬內傷。一以脉大脉虛爲虛勞之總綱；二以脉浮辨陰血不足之證；三是脉虛沉弦，論陰陽兩虛之候。三者不同，應予辨別。

勞[1]之爲病，其脉浮大，手足煩[2]，春夏劇，秋冬瘥，陰寒[3]精自出，酸削[4]不能行[5]。

〔1〕勞　《脈經》卷八上有"男子"二字。

〔2〕煩　《脈經》卷八作"暖"字。

〔3〕陰寒　前陰寒冷。

〔4〕酸削　兩腿酸痛消瘦。

〔5〕行　《脈經》卷八下有"少陰虛滿"四字。

按語　本條所論之證當屬陰虛爲主，陰損及陽。陽因陰虛而不能內藏，故手足煩熱；陰因陽虛而失其固攝，則精自出。其轉歸與季節有關，從而闡明疾病與自然之關係甚爲密切。

男子脉浮[1]弱而濇，爲無子，精氣清冷。一作泠。

〔1〕浮　《脈經》卷八下作"微"。

按語　本條從脉象闡明精氣清冷當爲無子。《金匱發微》治用當歸生姜羊肉湯加生附子一枚，可參。

夫失精家[1]少腹弦急，陰頭寒，目眩，一作目眶痛。髮落，脉極虛芤遲，爲清穀，亡血，失精。脉[2]得諸芤動微緊，男子失精，女子夢交[3]，桂枝[4]龍骨牡蠣湯主之。

桂枝加龍骨牡蠣湯方　《小品》云：虛羸浮熱汗出者，除桂，加白薇、附子各三分,故曰二加龍骨湯。

桂枝　芍藥　生薑_{各三兩}　甘草_{二兩}　大棗_{十二枚}
龍骨　牡蠣^[5]

右七味,以水七升,煮取三升,分溫三服。

〔1〕失精家　指素患夢遺滑精者。

〔2〕脉　《脈經》卷八此下另作一條。

〔3〕交　《脈經》卷八下有"通"字。

〔4〕枝　《脈經》卷八此下有"加"字。

〔5〕龍骨　牡蠣　底本、趙開美本此下俱無分量,醫統本有"各三兩"三字。宜從。

按語　診其脉極虛而芤遲,極虛爲勞,芤則亡血,遲則爲寒,故有清穀、亡血、失精之證;脉得諸芤動微緊,芤動爲陽脉、微緊爲陰脉,謂本證遺精、夢交爲陰陽兩虛之候。治用桂枝加龍骨牡蠣湯者,調陰陽和營衛,兼固澀精關也。

天雄散方

天雄_{三兩,炮}　白术_{八兩}　桂枝_{六兩}　龍骨_{三兩}

右四味,杵爲散,酒服半錢匕,日三服,不知,稍增之。

按語　考《外臺秘要》卷十六虛勞失精門載范汪療男子虛失精,三物天雄散方:天雄三兩炮,白术八分,桂心六分。方後注云:"張仲景方有龍骨,文仲同。"據此可知天雄散是仲景方。《方藥考》云:"此爲補陽攝陰之方,治男子失精,腰膝冷痛。"可參。

男子平人,脉虛弱細微者,善^[1]盜汗^[2]也。

〔1〕善　醫統本作"喜"。

〔2〕汗　《脈經》卷八下有"出"字。

按語　脉虛而弱,陽虛之征,脉見細軟,陰虧之象,四脉并

見,陰陽俱虛,陽虛不能外固,陰虛不能内守,故盗汗出。治可選
用桂枝加龍骨牡蠣湯,或用《外臺秘要》之二加龍牡湯主治。

人年五六十,其病脉大者,痹俠背行[1],苦[2]腸鳴,
馬刀俠癭[3]者,皆爲勞得之。

〔1〕痹俠背行　指背後脊柱兩旁肌膚有麻木感。

〔2〕苦　醫統本、俞橋本作“若”。

〔3〕馬刀俠癭　馬刀,長形蚌名,結核而生於腋下名馬刀;癭同纓,
纓帽而有帶結於項,結核物生於頸旁名俠癭。二者俗稱瘰癧。

按語　本條所舉三證,有虛寒挾外風、挾内寒,虛熱挾痰濁
之别,並非同時并見,但主要由虛而得,故謂“皆爲勞得之”。

脉沉小遲,名脱氣[1],其人疾行則喘喝[2],手足逆
寒,腹滿,甚則溏泄,食不消化也。

〔1〕脱氣　指陽氣虛衰。

〔2〕喘喝　即氣喘有聲。

按語　本條脉證與脾胃腎三藏有關,但主要責之於脾。前
人主張用理中湯加附子以温脾腎之陽,甚妥。

脉弦而大,弦則爲減,大則爲芤,減則爲寒,芤則爲
虛,虛寒相摶,此名爲革。婦人則半産漏下,男子則亡血
失精。

按語　革脉之形態是芤中帶弦,即外强中空,如按鼓皮,主
精血虧損,陰虛陽浮,故婦人見革脉是半産或漏下,男子見革脉
爲亡血或失精。此條亦見於本書《驚悸吐衄下血胸滿瘀血病脉
證治第十六》、《婦人雜病脉證并治第二十二》,症狀不全相同,
宜對照研究之。

虛勞裏急[1],悸,衄,腹中痛,夢失精,四肢痠疼,手
足煩熱,咽乾口燥,小建中湯主之。

小建中湯方

桂枝三兩,去皮　甘草三兩,炙　大棗十二枚　芍藥六兩
生姜二[2]兩　膠飴一升

右六味,以水七升,煮取三升,去滓,内膠飴,更上微
火消解,溫服一升,日三服。嘔家不可用建中湯,以甜故也。

《千金》療男女因積冷氣滯,或大病後不復常,苦四肢沉重,骨肉痠疼,
吸吸少氣,行動喘乏,胸滿氣急,腰背强痛,心中虛悸,咽乾脣燥[3],而[4]體
少色,或飲食無味,脇肋腹脹,頭重不舉,多臥少起,甚者積年,輕者百日,
漸致瘦弱,五藏氣竭,則難可復常,六脉俱不足,虛寒乏氣,少腹拘急,羸瘠
百病,名曰黃耆建中湯,又有人參二兩。

〔1〕裏急　腹裏拘急,按之不硬。

〔2〕二　醫統本作“三”。

〔3〕躁　趙開美本作“燥”,“躁”通“燥”。

〔4〕而　趙開美本作“面”。

按語　本條所敍之證當爲陰陽不和,寒熱并見之虛勞。陽
病不能與陰和,則陰以其寒獨行,故見裏急腹痛;陰病不能與陽
和,則陽以其熱獨行,爲手足煩熱,咽干口燥。醫者若以寒攻熱,
以熱攻寒,寒熱內賊,其病益甚。《金匱要略心典》謂:“欲求陰
陽之和者,必於中氣,求中氣之立者,必以建中也。”故小建中湯
藥用甘酸辛,功能建立中氣,調和營衛,化生陰陽。如中氣建立,
營衛調和,陰陽循流,則此寒熱錯雜之證即除。

虛勞裏急,諸不足,黃耆建中湯主之。 於小建中湯內加
黃耆一兩半[1],餘依上法。氣短胸滿者加[2]生薑;腹滿者去棗,加茯苓一
兩半[3],及療肺虛損不足,補氣加半夏三兩[4]。

〔1〕於小建中湯內加黃耆一兩半　《千金方》卷十九無此十二字。
所載藥物中黃耆用三兩,桂心易桂枝,甘草用二兩,生薑用三兩。

〔2〕氣短胸滿者加　《千金方》卷十九作“嘔者倍”。

〔3〕一兩半　《千金方》卷十九作"四"。

〔4〕療肺虛損不足,補氣加半夏三兩　《千金方》卷十九無此十三字。

按語　桂枝加龍骨牡蠣湯是治療陰損及陽之虛勞病;小建中湯是治療陽損及陰之虛勞病;黃耆建中湯溫中補虛,故是治療氣血陰陽諸不足之虛勞病。三者之證,各有側重,然陰陽兩虛偏於陽虛則同,若見偏於陰虛而見舌紅脉數者,皆非所宜。

虛勞〔1〕腰痛,少腹拘急,小便不利者,八味腎氣丸主之。方見脚氣中〔2〕。

〔1〕勞　《千金方》卷十九下有"不足,大渴欲飲水"七字。

〔2〕方見脚氣中　此係指本書《中風歷節病脉證并治第五》之崔氏八味丸。醫統本作"方見婦人雜病中"。

按語　仲景用腎氣丸,治療腎之陰陽兩虛偏重陽虛諸證,如在《中風歷節病脉證并治第五》治脚氣上入,少腹不仁者;《痰飲咳嗽病脉證并治第十二》治短氣微飲,當從小便去之者;《消渴小便利淋病脉證并治第十三》治男子消渴,小便反多,以飲一斗,小便一斗者;《婦人雜病脉證并治第二十二》治婦人病飲食如故,煩熱不得臥,倚息之屬轉胞不得溺者。上述病證不一,然均屬腎陽不足,氣化不利所致,故當異病同治,選用腎氣丸治療。

虛勞諸不足,風氣〔1〕百疾,薯蕷丸主之。

薯蕷丸方

薯蕷三十〔2〕分　當歸　桂枝　麴　乾地黃　豆黃卷各十分　甘草二十八分　人參七分　芎藭　芍藥　白术麥門冬　杏仁各六分　柴胡　桔梗　茯苓各五分　阿膠七分　乾薑三分　白斂二分　防風六分　大棗百枚,爲膏

右二十一味,末之,煉蜜和丸,如彈子大,空腹酒服

一丸，一百丸爲劑。

〔1〕風氣　泛指風邪。

〔2〕三十　明仿宋本作"二十"。

按語　虛勞病氣血陰陽俱虛，兼感風氣，若專補其虛,則恐留邪,若專祛風邪,則損正氣。法當扶正祛邪,寓祛邪於扶正之中,故用薯蕷丸健脾補虛爲主,兼散外邪。凡虛勞挾有風邪,不可專補、專散者,可以效法此方。

虛勞虛煩不得眠,酸棗湯主之。

酸棗湯方

酸棗仁二升　甘草一兩　知母二兩　茯苓二兩　芎藭二兩。《深師》有生薑二兩。

右五味,以水八升,煮酸棗仁,得六升,内諸藥,煮取三升,分温三服。

按語　酸棗湯養陰除煩,治療肝陰不足,心血虧虛所致虛勞心煩失眠證;《傷寒論·辨太陽病脉證并治中》梔子豉湯清熱除煩,治療汗吐下後有形之實邪去,而餘熱留擾於胸膈所致之心中懊憹,虛煩不得眠證。二者不同,應予辨別。

五勞虛極羸瘦,腹滿不能飲食,食傷,憂傷,飲傷,房室傷,饑傷,勞傷,經絡榮[1]衛氣傷,内有乾血,肌膚甲錯[2],兩目黯黑。緩中補虛,大黃䗪蟲丸主之。

大黃䗪蟲丸方

大黃十分,蒸　黃芩二兩　甘草三兩　桃仁一升　杏仁一升　芍藥四兩　乾地黃十兩　乾漆一兩　蝱蟲一升　水蛭百枚　蠐螬一升　䗪虫半升

右十二味,末之,煉蜜和丸小豆大,酒飲服五丸,日

三服。

〔1〕榮　通營。

〔2〕肌膚甲錯　指肌膚干枯粗糙如鱗甲狀。

按語　五勞虛極,内有乾血,爲虛中挾實證,治宜大黄䗪蟲丸祛瘀生新,攻補兼施。峻劑丸服,冀其緩圖。以逐瘀之劑,收補益之效,此即緩中補虛之意也。

附方〔1〕

《千金翼》炙甘草〔2〕湯—云復脉湯。　治虛勞不足,汗出而悶,脉結悸〔3〕,行動如常,不出百日,危急者,十一〔4〕日死。

甘草四兩,炙　桂枝〔5〕　生薑各三兩　麥門冬半升〔6〕麻仁半升〔7〕　人參　阿膠〔8〕各二兩　大棗三十枚〔9〕　生地黄一斤〔10〕

右九味,以〔11〕酒七升,水八升,先煮八味,取三升,去滓,内膠消盡,温服一升,日三服。

〔1〕方　原無,據趙開美本、醫統本、俞橋本補。

〔2〕炙甘草　《千金翼方》卷十五作“復脉”。

〔3〕悸　《千金翼方》卷十五上有“心”字。

〔4〕十一　《千金翼方》卷十五作“二十一”。

〔5〕枝三兩　《千金翼方》卷十五作“心二兩”。

〔6〕半升　明仿宋本、俞橋本作“半斤”,《千金翼方》卷十五作“三兩去心”。

〔7〕半升　明仿宋本、俞橋本作“三兩”。

〔8〕膠二兩　《千金翼方》卷十五作“膠三兩,炙”。

〔9〕枚　《千金翼方》卷十五下有“擘”字。

〔10〕斤　《千金翼方》卷十五下有“細切”二字。

〔11〕以　《千金翼方》卷十五上有“㕮咀”二字。下二十六字作“水

一斗，煮取六升，去滓，分六服，日三夜三，若脉未復，隔日又取一劑，力弱者三日一劑，乃至五劑、十劑，以脉復爲度，宜取汗。越公楊素，因患失脉，七日服五劑而復"。方後注云："仲景名炙甘草湯，一方以酒七升，水八升，煮取三升，見傷寒中。"

《肘後》獺肝散　治冷勞[1]，又主鬼疰[2]一門相染。

獺肝一具，炙[3]乾末之[4]，水服方寸匕，日三服[5]。

〔1〕冷勞　《肘後備急方》卷一無治冷勞之文。冷勞指虛勞之證屬寒性者。

〔2〕鬼疰　《肘後備急方》卷一："即五屍之中尸注，又挾諸鬼邪爲害也。其病變動，乃有三十六種，至九十九種，大略使人寒熱、淋瀝、恍惚、默默，不知其所苦，而無處不惡，累年積月，漸就頓滯，以至於死，死後復傳之旁人，乃至滅門，覺知此候者，更宜急治之。"古人對肉眼所不能見到之病源，稱爲"鬼""惡"。"疰"即"注"之原字。

〔3〕炙　《肘後備急方》卷一作"陰"。

〔4〕末之　《肘後備急方》卷一作"搗末"。

〔5〕服　《肘後備急方》卷一無此字，有"一具未差，更作。姚云神良"十一字。

肺痿肺癰欬嗽上氣病脉證治第七

論三首　脉證四條　方十六首

提要　本篇首論虛熱肺痿成因脉證及鑑別，虛寒肺痿之證治；二論肺癰病因病機、脉證及預後，肺癰初起喘甚與膿成之證治；三論欬嗽上氣虛實證治，其中以邪實氣閉之肺脹證論之尤詳。

問曰：熱在上焦者，因欬爲肺痿。肺痿之病，何從[1]得之？師曰：或從汗出，或從嘔吐，或從消渴[2]，小

便利數,或從便難,又[3]被快[4]藥下利,重亡津液,故得
之。曰[5]：寸口脉數,其人欬,口中反有濁唾涎沫[6]者
何？師曰：爲[7]肺痿之病。若口中辟辟[8]燥,欬即[9]胸
中隱隱痛,脉反滑數,此爲肺癰,欬唾膿血[10]。脉數虛
者爲肺痿,數[11]實者爲肺癰。

〔1〕何從　醫統本作"從何",宜從。

〔2〕消渴　病名,詳見本書消渴小便利淋脉證并治第十三。

〔3〕又　《脈經》卷八作"數"。

〔4〕快　《脈經》卷八作"駃"、快藥,指峻下藥。

〔5〕曰　《脈經》卷八上有"問"字。

〔6〕濁唾涎沫　濁唾指稠痰,涎沫指稀痰。

〔7〕爲　《脈經》卷八上有"此"字。

〔8〕辟辟　干燥。

〔9〕即　《脈經》卷八作"則"。

〔10〕血　《脈經》卷八此下原文另列一條。

〔11〕數　《脈經》卷八上有"脉"字。

按語　"熱在上焦,因欬爲肺痿。"是虛熱肺痿之病因總
綱。由於誤治,或他藏之病消亡津液,津傷則陰虛,陰虛則生
內熱,火性炎上,熱在上焦,肺受熏灼,氣逆則欬。日久不
愈,氣陰耗傷,肺失濡養,如草之枯痿不榮,肺葉痿弱不振,
乃成肺痿。

肺痿與肺癰均屬肺藏疾患,多爲熱證。但肺痿之熱,屬於虛
熱；肺癰之熱,屬於實熱。虛熱肺痿,因肺氣不振,津不敷布,爲
熱所灼,化爲痰涎,則見濁唾涎沫,脉數虛之證；肺癰,因風熱犯
肺,氣失肅降,熱壅血瘀,蓄結癰膿,故見欬吐膿血,口中燥,胸中
痛,脉數實之候。以此爲辨。

問曰：病欬逆,脉之何以知此爲肺癰？當有膿血,吐
之則死,其脉何類？師曰：寸口脉微[1]而數,微則爲風,

數則爲熱;微則汗出,數則惡寒。風中於衛,呼氣不入;熱過[2]於榮,吸而不出。風傷皮毛,熱傷血肺[3]。風含[4]於肺,其人則欬,口乾喘滿,咽燥不渴,時[5]唾濁沫,時時振寒。熱之所過,血爲之凝滯,畜[6]結癰膿,吐如米粥。始萌可救,膿[7]成則死[8]。

〔1〕微　作浮字解。《醫宗金鑑》云:"脈微之三微字,當是三浮字。"

〔2〕過　猶至也。見《呂氏春秋・異實》:"五員過於吳"漢高誘注。

〔3〕肺　醫統本、《脈經》卷八、《千金方》卷十七作"脈"。可從。

〔4〕含　《脈經》卷八、《千金方》卷十七作"舍"。

〔5〕時　醫統本作"多"。

〔6〕畜　畜通蓄。

〔7〕膿　《千金方》卷十七此下有"已"字。

〔8〕死　《千金方》卷十七作"難治"。

按語　肺癰爲風熱之邪侵及肺衛所致。其病機演變可分爲初起和膿成兩個階段。初起風中於衛,風傷皮毛,多見惡寒發熱、汗出、欬嗽、脈浮數等證。若在衛不解,內含於肺,則又見口乾喘滿,咽燥不渴,時吐濁沫,時時振寒,爲肺癰初起,邪在肺衛,膿未成之徵。繼則熱過於營,熱傷血脉,蓄結癰膿,則見欬吐膿血,形如米粥,腥臭異常,此爲肺癰膿成內潰外泄之候。《蘭臺軌範》云:"肺癰之疾,膿成亦有愈者。"可知"膿成則死"之死字,不可拘泥,或甚言之,以啓示醫者對肺癰應及早治療,切勿延誤。

上氣[1]面浮[2]腫,肩[3]息,其脈浮大,不治;又加利尤甚。

〔1〕上氣　指氣逆而上,即氣喘。

〔2〕浮　《諸病源候論》卷十三作"胕"。

〔3〕肩　《諸病源候論》卷十三作"髆"。肩息,指氣喘而抬肩呼吸,又稱搖肩。

按語 本條爲上氣虛證。因腎氣衰竭,不能攝納,陽虛氣浮,水氣上溢。故上氣肩息,面目浮腫,脉浮大無根,正虛氣脱,預後不良。若再見下利,則陽脱於上,陰竭於下,陰陽離決,脾腎衰敗,病情更爲垂危。

上氣喘而躁[1]者,屬肺脹,欲作風水[2],發汗則愈。

〔1〕喘而躁 《脈經》卷八作"躁而喘"。

〔2〕風水 病名。詳見本書水氣病脉證并治第十四篇。

按語 本條爲上氣實證。因風邪外束,水飲內停,肺實脹滿,宣降失司,故煩躁氣喘。肺氣壅閉,不能通調水道,下輸膀胱,風遇水阻,水溢肌表,可轉成風水。未言脉象,必系浮大有力。表實水氣壅阻,發汗則愈。

肺痿吐涎沫而不欬者,其人不渴,必遺尿[1],小便數,所以然者,以上虛[2]不能制下故也。此爲肺中冷[3],必眩,多涎唾,甘草乾薑湯以溫[4]之。若服湯已渴者,屬消渴。

甘草乾薑湯方

甘草四兩,炙　乾薑二兩,炮

右㕮咀,以水三升,煮取一升五合,去滓,分溫再服。

〔1〕遺尿 即小便自遺,此作小便失禁解。

〔2〕上虛 指肺虛。

〔3〕肺中冷 指肺虛有寒。

〔4〕以溫之 《脈經》卷八作"溫其藏",後無"若服湯已渴者,屬消渴"九字。《千金方》卷十七作"以溫其藏,服湯已,小溫覆之,若渴者,屬消渴"。

按語 肺痿臨床以虛熱爲多見,若治療失當,病延日久,陰損及陽或素體陽虛等,皆可治上焦陽虛,肺中虛冷,肺氣痿弱而成虛寒肺痿。正如《金匱要略心典》云:"肺爲嬌藏,熱則氣爍,故不用而痿。冷則氣沮,故亦不用而痿也。"治宜溫其虛寒,恢復陽氣。方用甘草乾薑湯，甘辛合用，重在溫脾陽以復肺氣，即培土以生金，此乃虛則補其母之法也。

欬而上氣，喉中[1]水雞聲[2]，射干麻黃湯主之。

射干麻黃湯方

射干十三枚，一法三兩　麻黃四兩　生薑四兩　細辛
紫苑　款冬花各三兩　五味子半升　大棗七枚　半夏大者，洗，八枚，一法半升

右九味，以水一斗二升，先煮麻黃兩沸，去上沫，内諸藥，煮取三升，分溫三服。

〔1〕中　《千金方》卷十八此下有"如"字。

〔2〕水雞聲　水雞即田雞，蛙也。水雞聲是形容喉間痰鳴聲連連不絕，猶如水雞之聲。

按語　痰飲伏肺，遇外寒而誘發，寒飲郁肺，肺氣不宣，痰阻氣道，氣觸其痰，痰氣互相搏結，則欬喘痰鳴諸證乃作。治用射干麻黃湯散寒宣肺，化痰降逆，此乃治標之法。待寒散痰化，欬止喘平，則當扶脾或溫腎以治其本。

欬逆上氣，時時吐唾濁[1]，但坐不得眠[2]，皂莢丸主之。

皂莢丸方

皂莢八兩，刮去皮，用酥[3]炙

右一味，末之，蜜丸梧子大，以棗膏和湯服三丸，日三夜一服。

〔1〕吐唾濁　趙開美本無"唾"字。醫統本、明仿宋本、俞橋本、《千金方》卷十八無"吐"字。吐唾濁，謂吐唾出膠稠之濁痰。

〔2〕眠　《千金方》卷十八作"卧"。

〔3〕酥　牛或羊奶所製之油,皂莢用火烘時,塗酥於上。

按語　本證與前條欬逆上氣相同。但前條爲寒飲鬱肺,痰氣搏結,以喉中有水雞聲爲主,治用射干麻黃湯散寒宣肺,化痰降逆;本條爲痰濁壅肺,氣機閉塞,以欬喘而頻吐濁痰,但坐不得眠爲主,故用皂莢丸滌痰去垢。

欬而〔1〕脉浮者,厚朴麻黃湯主之。

厚朴麻黃湯方

厚朴五兩　麻黃四兩　石膏如雞子大〔2〕　杏仁半升　半夏半升　乾薑二兩　細辛二兩　小麥一升　五味子半升

右九味,以水一斗二升,先煮小麥熟,去滓,内諸藥,煮取三升,温服一升,日三服。

脉〔3〕沉者,澤漆湯主之。

澤漆湯方

半夏半斤〔4〕　紫參五兩,一作紫苑　澤漆三斤,以東流水五斗,煮取一斗五升　生薑五兩　白前五兩　甘草　黃芩　人參　桂枝各三兩

右九味,㕮咀,内澤漆汁中,煮取五升,温〔5〕服五合,至夜盡〔6〕。

〔1〕而　《千金方》卷十八此下有“大逆上氣,胸滿,喉中不利如水雞聲,其”十五字。

〔2〕如雞子大　《千金方》卷十八作“三兩”。

〔3〕脉　《千金方》卷十八此上有“夫上氣其”四字。《金匱要略論注》卷七、《金匱要略心典》卷上,上有“欬而”二字。

〔4〕斤　趙開美本作“升”。

〔5〕温　《千金方》卷十八作“一”。

〔6〕至夜盡 《千金方》卷十八作“日三夜一”。

按語 此兩條論述欬喘之兩種異治。敍證簡略,必須以藥測之。前條欬而脉浮,爲飲邪迫肺,病偏於表而邪留於上,重用厚朴,當有胸滿主證;後條欬而脉沉,爲水飲内結,上迫於肺,應有身腫尿少證候。故前者治用厚朴麻黄湯宣肺化飲,後者用澤漆湯重在逐水通陽。

大〔1〕逆上氣,咽喉不利,止逆下氣者〔2〕,麥門冬湯主之。

麥門冬湯方

麥門冬七〔3〕升　半夏一升　人參二〔4〕兩　甘草二兩
粳米三合　大棗十二枚

右六味,以水一斗二升,煮取六升,温服一升,日三夜一服。

〔1〕大 《金匱要略論注》卷七、《醫宗金鑑》卷十九、《金匱懸解》卷十五等,俱作“火字”。

〔2〕者 《千金方》卷十八無此字。

〔3〕七 《千金方》卷十八作“汁三”。

〔4〕二 趙開美本作“三”。

按語 本條論述肺胃津傷、虚火上炎所致欬嗽上氣的證治。但據《肘後備急方》載“麥門冬湯治肺痿、咳唾涎沫不止,咽燥而渴。”可見麥門冬湯爲虚熱上氣的主方,亦爲虚熱肺痿之正治方。

肺癰,喘不得卧,葶藶大棗瀉肺湯主之。

葶藶大棗瀉肺湯方

葶藶〔1〕熬令黄色,搗〔2〕丸如彈丸大　大棗十二〔3〕枚右先以水三升,煮棗取二升,去棗,内葶藶,煮取一升,頓服。

〔1〕葶藶 《千金方》卷十七此下無"熬令黄色,搗丸如彈丸大"十字,有"三兩末之"四字。

〔2〕熬令黄色,搗 《本草綱目》卷十六作"炒黄搗末,蜜"。

〔3〕十二 《千金方》卷十七作"二十"。

欬而胸滿,振寒脉數,咽乾不渴,時[1]出濁唾腥臭[2],久久吐膿如米[3]粥者,爲肺癰,桔梗湯主之。

桔梗湯方亦治血痺[4]。

桔梗一[5]兩　甘草二兩

右二味,以水三升,煮取一升,分温再服。則吐膿血也[6]。

〔1〕時 《脉經》卷八下有"時"字。

〔2〕濁唾腥臭 謂吐出膿痰有腥臭氣味。

〔3〕米 《脉經》卷八上有"粳"字。

〔4〕亦治血痺 《千金方》卷十七、《外臺》卷十無此四字。

〔5〕一 《千金方》卷十七作"三"字。

〔6〕則吐膿血也 《外臺》卷十作"朝暮吐膿血則差。"

按語　前條爲肺癰初起癰未成,正盛邪實,病邪壅滯,肺氣阻閉,以喘息不得平卧爲特徵,宜峻劑開肺逐邪,故用葶藶大棗瀉肺湯瀉肺去壅;本條爲肺癰膿已成,正虛邪實,熱毒蓄結,癰膿潰泄,以時出濁唾腥臭,久久吐膿如米粥爲特徵,宜宣提肺氣而祛邪,故用桔梗湯排膿解毒。

欬而上氣,此爲肺脹,其人喘,目如脱狀[1],脉浮大者[2],越婢加半夏湯主之。

越婢加半夏湯方

麻黄六兩　　石膏半斤　　生薑三兩　　大棗十五枚　　甘草二兩　　半夏半升

右六味,以水六升,先煎麻黄,去上沫,内諸藥,煮取三升,分温三服。

〔1〕目如脱狀　謂眼睛脹突,猶如突出之狀。

〔2〕者　《外臺》卷十引仲景《傷寒論》此上十九字作“肺脹者,病人喘,目如脱狀,脉浮大也;肺脹而欬”。

按語　欬嗽上氣是肺脹之主證,其脉浮爲外有表邪,脉大爲内蓄飲熱,内外合邪,壅塞胸中,以致肺氣脹滿,氣逆不降。本篇第三條亦論上氣證,其脉大無根,屬腎氣衰竭,不能攝納,陽氣外越,呼吸欲絶。二者虛實之異,以脉爲辨證之關鍵。

肺脹,欬而上氣,煩躁而喘,脉浮者,心下有水,小[1]青龍加石膏湯[2]主之。

小青龍加石膏湯方《千金》證治同,外更加脇下痛引缺盆。

麻黄　芍藥　桂枝　細辛　甘草　乾薑各三兩　五味子　半夏各半升　石膏二兩

右九味,以水一斗,先煮麻黄去上[3]沫,内諸藥,煮取三升。强人服一升,羸者減之,日三服,小兒服四合。

〔1〕肺脹……小　此十七字《千金方》卷十八作“欬而上氣,肺脹,其脉浮,心下有水氣,脇下痛引缺盆,設若有實者必躁,其人常倚伏。”

〔2〕湯　底本無,據趙開美本補。

〔3〕上　趙開美本、明仿宋本無此字。

按語　本條與前條均屬内外合邪而致肺脹滿之證。前者是熱重於飲,證見其人喘,目如脱狀,喘重於欬,故用越婢加半夏湯,麻黃、石膏量重,辛涼配伍,宣肺泄熱,加半夏以化飲降逆。本證是飲重於熱,證見煩躁而喘,欬喘并重,則用小青龍湯,以麻黃、桂枝、干薑、細辛之辛溫爲主,解表化飲,加石膏輕量以清熱除煩。兩者之異,以此鑑別。

附方[1]

《外臺》炙甘草湯　治肺痿涎唾多,心中温温液液[2]者。方見虛勞[3]。

〔1〕方　原無,據趙開美本、醫統本、明仿宋本、俞橋本補。
〔2〕温温液液　是泛泛欲吐之意。
〔3〕方見虛勞　此原註是指血痹虛勞病篇附方《千金翼》炙甘草湯,但《外臺》卷十炙甘草湯分量稍有出入,作桂心二兩,阿膠三兩,大棗四十枚,餘藥分量相同。

《千金》甘草湯[1]

甘草[2]

右一味[3],以水三升,煮減半[4],分温[5]三服。

〔1〕甘草湯　《千金方》卷十七此上載有"治肺痿涎唾多出血,心中温温液液"十四字。
〔2〕草　《千金方》卷十七下有"二兩"。
〔3〕右一味　《千金方》卷十七作"㕮咀"。
〔4〕減半　《千金方》卷十七作"取一升半,去滓"。
〔5〕温　《千金方》卷十七無。

《千金》生薑甘草湯　治肺痿欬唾涎沫不止,咽燥而渴[1]。

生薑五兩　人參二[2]兩　甘草四兩　大棗十五[3]枚

右四味[4],以水七升[5],煮取三升,分温[6]三服。

〔1〕渴　《外臺》卷十引《集驗方》,下有小注"一云不渴"四字。

〔2〕二　趙開美本作"三"。

〔3〕十五　《千金方》卷十七作"十二"。

〔4〕味　《千金方》卷十七此下有"咬咀"二字。

〔5〕升　《千金方》卷十七此下有"去滓"二字。

〔6〕溫　《千金方》卷十七無。

《千金》桂枝去芍藥加皂莢湯　治肺痿吐涎沫[1]。

桂枝　生薑各三兩　甘草二兩　大棗十[2]枚　皂莢一枚[3]，去皮子，炙焦

右五味[4]，以水七升，微微火[5]煮取三升[6]，分溫[7]三服。

〔1〕沫　《千金方》卷十七此下有"不止"二字。

〔2〕十　《千金方》卷十七作"十二"。

〔3〕一枚　趙開美本作"二枚"，《千金方》卷十七作"二挺"。

〔4〕味　《千金方》卷十七此下有"咬咀"二字。

〔5〕微微火　《千金方》卷十七無此三字。

〔6〕升　《千金方》卷十七下有"去滓"二字。

〔7〕溫　《千金方》卷十七無。

《外臺》桔梗白散　治欬而胸滿，振寒脉數，咽乾不渴，時出濁唾腥臭，久久吐膿如米[1]粥者，爲肺癰。

桔梗　貝母各三分　巴豆一分，去皮[2]，熬，研如脂

右三味，爲散，强人飲服半錢匕，羸者減之。病在膈上者吐膿血[3]，膈下者瀉出，若下多不止，飲冷水一杯則定[4]。

〔1〕米　《外臺》卷十此上有"粳"字。

〔2〕皮　《外臺》卷十此下有"心"字。

〔3〕吐膿血　《外臺》卷十作"必吐"。

〔4〕定　《外臺》卷十此下有"忌猪肉蘆笋等"六字。

《千金》葦莖湯[1]　治欬有微熱煩滿，胸中[2]甲

錯[3]，是爲肺癰。

葦莖二升[4]　薏苡仁半升　桃仁五十[5]枚　瓜瓣半升

右四味，以水一斗[6]，先煮葦莖得五升，去滓，内諸藥[7]，煮取二升，服一升，再服，當吐如膿[8]。

〔1〕千金葦莖湯　《千金方》卷十七無此五字，方列於黄昏湯之後。

〔2〕中　《千金方》卷十七作"心"字。

〔3〕胸中甲錯　謂胸部皮膚粗糙如鱗甲交錯之狀。

〔4〕二升　《千金方》卷十七作"切二升，以水二斗，煮取五升，去滓。"

〔5〕五十　《千金方》卷十七作"三十"。

〔6〕斗　原作"升"，據上下文義及趙開美本改。

〔7〕以水一斗……諸藥　此十六字《千金方》卷十七作"㕮咀，内葦汁中"。

〔8〕再服當吐如膿　《千金方》卷十七作"當有所見吐膿血"。

肺癰胸滿[1]脹，一身面目浮腫，鼻塞清涕出，不聞香臭酸辛[2]，欬逆上氣，喘鳴迫塞，葶藶大棗瀉肺湯主之[3]。方見上，三日一劑，可至三四劑，此先服小青龍湯一劑乃進。小青龍湯方見欬嗽門中。

〔1〕滿　《千金方》卷十七作"脇"。

〔2〕酸辛　《千金方》卷十七無此二字。

〔3〕肺癰……主之　《千金方》卷十七此條接於前葶藶大棗瀉肺湯條後。

奔豚氣病脉證治第八

論二首　方三首

提要　本篇雖列舉奔豚、吐膿、驚怖、火邪四種病，但主要論述奔豚氣之病因與證治。奔豚氣病又有在肝屬熱和在腎屬寒之異,後者亦見於《傷寒論》,并列於此,意在鑑別。

師曰:病奔豚[1],有吐膿,有驚怖,有火邪[2],此四部病,皆從驚發得之。

師曰[3]:奔豚病[4],從[5]少腹起,上衝咽喉,發作[6]欲死,復還[7]止[8],皆從驚恐得之。

〔1〕奔豚　病名。奔亦作賁,豚亦作狅,音義相同。豚爲小豬,有謂系江豚。奔豚又稱奔豚氣,以其氣衝如豚之奔突故名。

〔2〕火邪　謂誤用燒鍼、艾灸、火熏等法所致病變。

〔3〕師曰　《脉經》卷八無此二字。

〔4〕病　《脉經》卷八下有"者"字。

〔5〕從　《外臺》卷十二上有"氣"字。義長。

〔6〕作　《脉經》卷八第十下有"時"字。

〔7〕還　《爾雅·釋言》:"返也。"《脉經》卷八無此字。

〔8〕止　《外臺》卷十二作"生"。

按語　前文所論四部之病,統言驚發,未必盡然。奔豚、驚怖,從驚恐得之,可信;而吐膿,火邪亦謂驚發所致,其理未明。

奔豚爲病,皆以氣"從少腹起,上衝咽喉,發作欲死,復還止"爲其特徵。故仲景以奔豚氣病發作之狀名病。

奔豚氣病,皆從驚恐得之。所謂"驚恐"者實含情志所傷之意。《諸病源候論》云:"夫奔豚氣者……起於驚恐憂思所生。"

奔豚[1]氣上衝胸,腹痛[2],往來寒熱,奔豚湯主之。

奔豚湯方

甘草[3]　芎藭　當歸各二兩　半夏四兩[4]　黃芩二[5]兩　生葛五兩　芍藥二[6]兩　生薑四兩　甘李根白皮[7]一升

右九味[8],以水二斗,煮取五升[9],溫服一升,日三夜一[10]服[11]。

〔1〕奔豚 《脈經》卷八作"其",緊接上條爲一條。

〔2〕痛 《脈經》卷八下有"及"字。

〔3〕草 《外臺》卷十二下有"炙"字。

〔4〕兩 《外臺》卷十二下有"湯洗"二字。

〔5〕二 《外臺》卷十二作"三"。

〔6〕二 《外臺》卷十二作"三"字。

〔7〕皮 《外臺》卷十二下有"切"字。

〔8〕味 《外臺》卷十二下有"切"字。

〔9〕升 《外臺》卷十二下有"去滓"二字。

〔10〕一 《外臺》卷十二作"二"。

〔11〕服 《外臺》卷十二下有"忌海藻菘菜羊肉餳等"九字。

按語 本證爲肝氣鬱結,化熱上衝所致,故用奔豚湯以清熱降逆,和血調肝。方中甘李根白皮入足厥陰肝經,有清熱降逆之功,爲治療奔豚氣病之要藥。

發汗後[1],燒鍼令其汗,鍼處被寒,核起而赤者,必發賁豚,氣從小[2]腹上至[3]心[4],灸其核上各一壯,與桂枝加桂湯主之[5]。

桂枝加桂湯方

桂枝五兩[6] 芍藥三兩 甘草二兩,炙 生薑三兩[7] 大棗十二枚[8]

右五味,以水七升,微火[9]煮取三升,去滓,溫服一升[10]。

〔1〕發汗後 《傷寒論·辨太陽病脉證并治中》無此三字。

〔2〕小 《傷寒論·辨太陽病脉證并治中》作"少"。

〔3〕至 《傷寒論·辨太陽病脉證并治中》作"衝"。

〔4〕心 《傷寒論·辨太陽病脉證并治中》下有"者"字。

〔5〕主之 《傷寒論·辨太陽病脉證并治中》作"更加桂二兩也"。

〔6〕兩 《傷寒論·辨太陽病脉證并治中》下有"去皮"二字。

〔7〕兩 《傷寒論·辨太陽病脉證并治中》下有"切"字。

〔8〕枚 《傷寒論·辨太陽病脉證并治中》下有"擘"字。

〔9〕微火 《傷寒論·辨太陽病脉證并治中》無此二字。

〔10〕升 《傷寒論·辨太陽病脉證并治中》下有"本云桂枝湯,今加桂滿五兩,所以加桂者,以能泄奔豚氣也。"十三字。

按語 後世醫家於"加桂"問題,見解不一。一説加桂枝,以固衛散寒,降逆平衝;一説加肉桂,取其味厚不行,以散少腹之積寒。根據《傷寒論·辨太陽病脉證并治中》原文,宜加桂枝。《醫門棒喝·傷寒本旨》認爲"解太陽之邪,宜重用桂枝;若平腎邪,宜加肉桂。"此説可參。

發汗後,臍〔1〕下悸者,欲作賁豚,茯苓桂枝甘草大棗湯主之。

茯苓桂枝甘草大棗湯方

茯苓半斤　甘草二〔2〕兩,炙　大棗十五枚〔3〕　桂枝四兩〔4〕

右四味,以甘爛水一斗,先煮茯苓,減二升,内諸藥,煮取三升,去滓,温服一升,日三服。甘〔5〕爛水法:取水二斗,置大盆内,以杓揚之,水上有珠子五六千顆相逐,取用之。

〔1〕臍 《傷寒論·辨太陽病脉證并治中》上有"其人"二字。

〔2〕二 《傷寒論·辨太陽病脉證并治中》作"三"。

〔3〕枚 《傷寒論·辨太陽病脉證并治中》下有"擘"字。

〔4〕兩 《傷寒論·辨太陽病脉證并治中》下有"去皮"二字。

〔5〕甘 《傷寒論·辨太陽病脉證并治中》上有"作"字。後三十字皆作方後注正文。

按語 上兩條,闡述汗後心陽虛,致陰邪上逆之奔豚。然前者乃汗後感寒,陽虛陰乘而發,其病較重,處桂枝加桂湯助陽

73

祛寒，以降冲逆；後者爲汗後陽虛，水飲內動欲作奔豚，其病較輕，治宜茯苓桂枝甘草大棗湯通陽利水，以防衝逆。

胸痹心痛短氣病脉證治第九

論一首　證一首　方十首

提要　本篇首從脉象總論胸痹心痛之病機，並提及短氣實證，以示與胸痹之短氣證相鑑別；繼則詳敍胸痹主證、兼證及方治；篇末則略述心痛之證治。

師曰：夫脉當取太過[1]不及，陽微陰弦，即[2]胸痹而痛，所以然者，責其極虛[3]也。今陽虛知在上焦，所以胸痹、心痛者，以其[4]陰弦故也。

〔1〕過　《脉經》卷八此下有"與"字。
〔2〕即　《脉經》卷八作"則"。
〔3〕虛　《千金方》卷十三此下有"故"字。
〔4〕其　《脉經》卷八此下有"脉"字。《千金方》卷十三此下有"人脉"二字。

按語　胸痹、心痛之脉陽微陰弦。"陽微"爲上焦陽氣不足，胸陽不振之征；"陰弦"爲陰寒太盛，水飲內停之象。"陽微"與"陰弦"并見，則上焦陽虛，陰邪上乘，邪正相搏，壅塞胸位，陽氣不通，氣滯血瘀，則胸痹心痛，故"陽微"與"陰弦"是胸痹心痛不可缺一之病機。

平人無寒熱，短氣不足以息者，實也。

按語　本條所論短氣不足以息爲實證，與胸痹之陽虛邪閉短氣證不同，前後并列，以示醫者臨床必須從證分虛實。

胸痹之病，喘息欬唾，胸背痛，短氣，寸口脉沉而遲，關上小緊數^[1]，栝蔞薤白白酒^[2]湯主之。

栝蔞薤白白酒湯方

栝蔞實一枚,搗　薤白半升^[3]　白酒七升

右三味,同煮,取二升,分溫再服。

〔1〕數　《脈經》卷八此下有"者"字。

〔2〕白酒　即米酒。

〔3〕升　醫統本作"斤"。

胸痹不得臥,心痛徹^[1]背者,栝蔞薤白半夏湯主之。

栝蔞薤白半夏湯方

栝蔞實一枚^[2]　薤白三兩　半夏半斤^[3]　白酒一斗

右四味,同煮,取四升,溫服一升,日三服。

〔1〕徹　《廣韻》:"達也。"心痛徹背者,心痛達背,即胸痛牽連至背部之謂。

〔2〕枚　醫統本此下有"搗"字。

〔3〕斤　趙開美本作"升"。

按語　胸痹病,今見不得平臥,心痛徹背,爲痰濁壅盛,閉塞心肺,肺氣不降,胸陽被阻,不達於背部所致。故在栝蔞薤白白酒湯中加半夏以化痰降逆。

胸痹心中痞^[1],留^[2]氣結在胸,胸滿,脇下逆^[3]搶心^[4],枳實薤白桂枝湯主之。人參湯亦主之。

枳實薤白桂枝湯方

枳實四枚　厚朴四兩　薤白半斤　桂枝一兩　栝蔞一枚,搗

右五味,以水五升,先煮枳實厚朴,取二升,去滓,内

諸藥,煮數沸,分溫三服。

人參湯方

人參　甘草　乾薑　白朮各三兩

右四味,以水八升,煮取三升,溫服一升,日三服。

〔1〕心中痞　醫統本此下有"氣"字。此即胃脘部位有痞塞不通之感。

〔2〕留　醫統本無。

〔3〕逆　《外臺秘要》卷十二此下有"氣"字。義長。

〔4〕脇下逆搶心　指脇下氣逆上衝心胸。

按語　胸陽不振,陰邪乘之。氣滯不通,則心下痞,胸滿,脇下逆搶心,為胸痹偏實之證。應祛邪以扶正,治用枳實薤白桂枝湯通陽開結,下氣除滿。若胸中陽微,中氣虛寒,則見上述症狀外,尚有四肢不溫,倦怠少氣,語聲低微,舌質淡,脉細弱等,屬胸痹偏虛之候。治用人參湯,補中助陽以培其本,待陽氣振奮,則陰寒自除。

胸痹,胸中氣塞,短氣,茯苓杏仁甘草湯主之;橘枳薑湯亦主之。

茯苓杏仁甘草湯方

茯苓三兩　杏仁五十個　甘草一兩

右三味,以水一斗,煮取五升,溫服一升,日三服。不差,更服。

橘枳薑湯方

橘皮一斤　枳實三兩　生薑半斤

右三味,以水五升,煮取二升,分溫再服。《肘後》、《千金》云："治胸痹,胸中愊愊[1]如滿,噎塞習習[2]如癢,喉中澀唾燥沫[3]。"

〔1〕愊(bì 毕) 《説文通訓定聲·頤部第五》愊假借爲"富"猶鬱結也。

〔2〕習習 行貌,見《文選·東京賦》李注。

〔3〕澀唾燥沫 《千金方》卷十三作"澀燥唾沫"。

按語 胸痹原有胸痛短氣之證。"氣塞,短氣",爲飲阻氣滯所致之胸痹輕證。但病情上有偏於飲邪與偏於氣滯之差異。如飲邪偏盛,上乘犯肺,肺氣爲水飲所阻則氣促,治用茯苓杏仁甘草湯化飲宣肺,使飲去則氣順矣;如氣滯偏盛,水飲停胃,先有積氣而後水停則痞塞,治用橘枳薑湯理氣散結,溫胃降逆,使氣行則痹通矣。

胸痹[1]緩急者,薏苡仁[2]附子散主之。

薏苡附子散方

薏苡仁十五兩 大附子十枚,炮

右二味,杵爲散,服方寸匕,日三服。

〔1〕痹 《外臺》卷十二引《古今録驗》下有"偏"字。

〔2〕仁 趙開美本、明仿宋本、俞橋本無。

按語 本條以"胸痹"冠首,則"喘息欬唾,胸背痛,短氣"爲必具之證。病勢有時緩解,有時急劇,此由胸陽不足,寒濕乘之所致。陽虚甚,寒濕盛,則痛劇,陽氣伸,寒濕減,則痛緩。陰邪與陽氣交相勝復,故胸痛時緩時急。治用薏苡附子散溫陽散寒,除濕宣痹,使陽氣通,寒濕去,則胸痹自解。

心中痞,諸逆[1],心懸[2]痛,桂枝生薑枳實湯主之。

桂[3]薑枳實湯方

桂枝 生薑各三兩 枳實五枚

右三味，以水六升，煮取三升，分溫三服。

〔1〕諸逆 謂停留於心下之水飲或寒邪向上衝逆。

〔2〕懸 掛也，繫也。

〔3〕桂 醫統本此下有"枝生"二字。

按語 桂枝生薑枳實湯與橘枳薑湯其方藥僅一味桂枝與橘皮之異，而作用有別。前者爲飲停於胃，寒邪偏盛，以氣逆心痛爲著，故其治重在通陽降逆；後者爲飲停於胃，氣滯偏盛，以胸中氣塞較甚，故其治重在理氣散結。

心痛徹背，背痛徹心，烏頭赤石脂丸主之。

赤石脂丸方〔1〕

蜀椒一兩，一法二分　烏頭一分，炮　附子半兩，炮，一法一分　乾薑一兩，一法一分　赤石脂一兩，一法二分

右五味，末之，蜜丸如梧子大，先食服一丸。日三服。不知，稍加服〔2〕。

〔1〕赤石脂丸方 據原文方名此上宜加"烏頭"二字，名"烏頭赤石脂丸方"。

〔2〕不知，稍加服 醫統本爲正文大字。

按語 陽氣衰微，陰寒極盛，内居胸陽之位，而外應於背，則心痛徹背；寒氣客於背俞之脉，内注於心，則背痛徹心。爲陰寒痼結之心痛重證。

本證與第四條均有心痛徹背症狀。但前條爲痰濁壅滯，疼痛較重，病屬胸痹，故治以栝蔞薤白半夏湯通陽化痰降逆；本證爲陰寒邪盛，痛勢更劇，病屬心痛，故治以烏頭赤石脂丸溫陽逐寒止痛。

附方〔1〕

九痛丸 治九種心痛〔2〕。

附子三兩,炮　生狼牙一兩,炙香　巴豆一兩,去皮心,熬,研
如脂　人參　乾薑　吳茱萸各一兩

右六味,末之,煉蜜丸,如梧[3]子大,酒下,强
人初服三丸,日三服;弱者二丸。兼治卒中惡[4],
腹脹痛,口不能言;又治連年積冷,流注心胸痛,並
冷腫[5]上氣,落馬墜車血疾等,皆主之。忌口如
常法。

〔1〕附方　原脱,據本書體例補。

〔2〕九種心痛　《千金方》卷十三謂:"壹蟲心痛,貳注心痛,叁風心
痛,肆悸心痛,伍食心痛,陸飲心痛,柒冷心痛,捌熱心痛,玖去來心痛。"

〔3〕梧　趙開美本作"桐"。義長。

〔4〕中惡　《諸病源候論》卷二十三謂:"中惡者,是人精神衰弱,爲
鬼神之氣卒中之也……其狀卒然心腹刺痛,悶亂欲死。"

〔5〕腫　醫統本、《千金方》卷十三作"衝"。

腹滿寒疝宿食病脉證治第十

論一首　脉證十六條　方十四首

提要　腹滿、寒疝、宿食三病,多屬腹部病變,故並而論述。
腹滿屬熱證實證,病多在胃腸,治宜攻下;屬寒證虛證,病多在脾
腎,治宜溫補。寒疝爲陰寒腹痛之證,有虛實之分,治有溫散與
養血之異。宿食即傷食證,食積有在胃在腸不同,宜吐或下法因
勢利導。

跌陽脉微弦,法當腹滿,不滿者必[1]便難,兩胠[2]
疼痛,此虛寒從下[3]上也,當[4]以溫藥服之。

〔1〕必　《脈經》卷八、《千金方》卷十六下有"下有閉塞大"五字。

〔2〕胠 《千金方》卷十六下有"下"字。胠,音區。《説文・肉部》："亦(古腋字)下也。"即胸脇兩旁當臂之處。

〔3〕下 《千金方》卷十六下有"向"字。

〔4〕當 趙開美本無。

按語 腹滿、便難、兩胠疼痛三證之脈象爲"趺陽脈微弦";其病機爲"此虛寒從下上也",即脾胃虛寒,肝氣上乘所致;其治則均當"以溫藥服之"。

病者腹滿,按之不痛爲虛,痛〔1〕者爲實〔2〕,可〔3〕下之。舌黃未下者,下之黃自去。

〔1〕痛 原作"實",據文義及趙開美本改。《千金方》卷十六上有"按之"二字。

〔2〕實 《千金方》卷十六下有"也,夫腹中滿不減,減不驚人"十一字。

〔3〕可 《千金方》卷十六作"此當"。

腹滿時減〔1〕,復如故,此爲寒,當與溫藥。

〔1〕減 《脈經》卷八下更有"減"字。

按語 前條指出腹滿之辨證方法,以按之痛與不痛分虛實,舌之黃與不黃分熱寒。實熱腹滿之治法,以舌黃乾燥爲判斷下法之關鍵。本條腹滿以"腹滿時減,復如故"爲主證,此爲脾胃虛寒,寒自內生,治當溫中。

病者痿黃,躁〔1〕而不渴,胸〔2〕中寒〔3〕實,而利〔4〕不止者死〔5〕。

〔1〕病者痿黃,躁 《千金方》卷十五作"下利,舌黃燥"。

〔2〕胸 《脈經》卷八作"胃"。

〔3〕寒 《千金方》卷十五無。

〔4〕而利 《千金方》卷十五作"下",《脈經》卷八"利"上有"下"字。

〔5〕死 《脈經》卷八上十八字載於《平嘔吐噦下利脈證并治第十四》篇。

按語 始見脾氣虛衰，胸中寒實內結，陰盛陽微之證，尚可治以溫通；若再兼下利不止，則中陽敗絕，藏氣下脫，此時通之脾不支，止之則胃實益增，故屬難治之危候。本條《脈經》載於《嘔吐噦下利》篇，文義甚切，可參。

寸^[1]口脉弦者，即脅下拘急而痛。其人嗇嗇^[2]惡寒也。

〔1〕寸口 《千金方》卷十六上有"右手"二字。

〔2〕嗇嗇 《千金方》卷十六作"澀澀"。

按語 首條趺陽脉微弦，胠脅痛兼便難，爲脾胃虛寒，運化失健，重在內寒；本條寸口脉弦，胠脅痛兼惡寒，爲寒邪外束，肝經氣滯寒盛，表裏皆寒。兩者有別，宜審證診脉以明辨之。

夫^[1]中寒家^[2]，喜欠，其人清涕出，發熱色和者，喜嚏。

〔1〕夫 《千金方》卷十六作"凡人"。

〔2〕家 《千金方》卷十六作"者"。

中^[1]寒，其人下利，以裏虛^[2]也，欲嚏不能，此人肚中寒^[3]。一云痛。

〔1〕中 《千金方》卷十六上有"此人"二字。

〔2〕虛 《千金方》卷十六下有"故"字。

〔3〕肚中寒 《千金方》卷十六作"腹中痛。"

按語 此兩條同爲感受寒邪，因體質差異，見證不一，辨證之關鍵爲裏陽之盛衰：前條裏陽雖虛不甚，寒邪外束於表；後條裏陽素虛，寒邪入裏，侵犯脾胃。

夫瘦人繞臍痛，必有風冷，穀氣不行^[1]，而反下之，其氣必衝，不衝者，心下則痞^[2]。

〔1〕穀氣不行 指大便不通。

〔2〕痞 趙開美本此下有"也"字。

按語 形體虛弱，脾胃虛寒，感受風冷，而呈繞臍痛，大便不通,若醫者誤診爲陽明實熱,治用攻下,則中陽更損,邪無所制,其氣上衝者,臨床可考慮用桂枝湯外解風冷,若不上衝者,宜用瀉心湯開泄散痞。

病腹滿,發熱十日,脉浮而數,飲食如故,厚朴七物湯主之。

厚朴七物湯方

厚朴半斤　甘草　大黄各三兩　大棗十枚　枳實五枚　桂枝二兩　生薑五兩

右七味,以水一斗,煮取四升,溫服八合,日三服。嘔者加半夏五合;下利去大黄;寒多者加生薑至半斤。

按語　本證先有發熱而後病腹滿,爲表邪未解,熱實已成,裏重於表。飲食如故,知胃氣未傷,病變重點在腸。治用厚朴七物湯表裏雙解。方後所云,乃指方藥宜隨證增損之意。

腹中寒氣[1],雷[2]鳴[3]切痛[4],胸脇逆滿,嘔吐,附子粳米湯主之。

附子粳米湯方

附子一枚,炮　半夏半升　甘草一兩　大棗十枚　粳米半升

右五味,以水八升,煮米熟,湯成,去滓,溫服一升,日三服。

〔1〕氣　《千金方》卷十六下有"脹滿"二字。
〔2〕雷　《千金方》卷十六作"腸"。
〔3〕雷鳴　形容腸鳴音響。
〔4〕切痛　形容腹痛甚劇。

按語　本條腹滿痛屬脾胃虛寒,水濕不化,攻走腸間,寒凝

氣滯所致,以藥測證,尚有畏寒肢冷,脉象沉緊,舌苔白滑等寒證
現象。故治用附子粳米湯溫中燥濕,降逆止痛。

痛而閉[1]者,厚朴三物湯主之。

厚朴三物湯方

厚朴八兩　大黃四兩　枳實五枚

右三味,以水一斗二升,先煮二味,取五升,内大黃,
煮取三升[2],溫分[3]一升。以利爲度[4]。

〔1〕痛而閉　《脉經》卷八作"腹滿痛"。閉,指大便秘結不通。

〔2〕升　《千金方》卷十六下有"去滓"二字。

〔3〕分　趙開美本作"服"。義長。

〔4〕以利爲度　《千金方》卷十六作"腹中轉動者勿服,不動者
更服。"

按語　厚朴七物湯與厚朴三物湯皆以厚朴爲君,但二者有
別:前者即桂枝湯去芍藥合厚朴三物湯而成,表裏雙解,適用於
表裏俱病,裏重於表;後者即小承氣湯重用厚朴,行氣通下,主治
氣滯裏實,脹重於積。

按之心下滿痛者[1],此爲實也[2],當下之,宜大柴
胡湯[3]。

大柴胡湯方

柴胡半斤　黃芩三兩　芍藥三兩　半夏半升,洗　枳實
四枚,炙　大黃二兩　大棗十二枚　生薑五兩

右八味,以水乙斗二升,煮取六升,去滓,再煎,溫服
一升,日三服。

〔1〕按之心下滿痛者　《脉經》卷八作"病腹中滿痛"。

〔2〕此爲實也　《脉經》卷八作"爲實"。

〔3〕宜大柴胡湯　《脈經》卷八無此五字。

按語　胃脘滿痛,旁及兩脇,此爲邪在陽明裏實而連及少陽之表,表裏同病,病位偏高,故不宜用大承氣湯而用大柴胡湯和表攻裏。

腹滿不減,減不足言,當須〔1〕下之,宜大承氣湯〔2〕。

大承氣湯方〔3〕

大黃四兩,酒洗　厚朴半斤,去皮,炙　枳實五枚,炙　芒硝三〔4〕合

右四味,以水一斗,先煮二物,取五升,去滓,内大黃,煮取二升内芒硝,更上火微一二沸,分溫再服,下〔5〕,餘勿服。

〔1〕須　《傷寒論·辨陽明病脉證并治第八》、《脈經》卷八無。

〔2〕宜大承氣湯　《脈經》卷八無此五字。

〔3〕方　醫統本下無藥物,有"見前痙病中"五字。

〔4〕三　明仿宋本作"二"。

〔5〕下　趙開美本上有"得"字。

按語　本證是腹滿不減,減不足言,爲實熱聚結,腑氣不通,治療"當須下之,宜大承氣湯";前第三條是"腹滿時減,復如故",爲脾臟虛寒,氣滯不運,治療"當與溫藥",臨床可選用理中湯,附子理中湯之類。一實一虛,證治不同,臨床實際,尚須四診合參,則腹滿虛實辨析分明。

心胸中〔1〕大寒痛〔2〕,嘔不能飲食,腹〔3〕中寒〔4〕,上衝皮起,出見有頭足,上下痛而〔5〕不〔6〕可觸近,大建中湯主之。

大建中湯方

蜀椒二合，汗[7]　乾薑四兩　人參二兩

右三味[8]，以水四升，煮取二升，去滓，内膠飴一升，微火煎取一升半，分温再服[9]；如一炊頃，可飲粥二升，後[10]更服，當一日食糜，温覆之。

〔1〕胸　《千金方》卷十六作“脇”。

〔2〕痛　《千金方》卷十六上有“大”字。

〔3〕腹　《千金方》卷十六上有“飲食下咽，自知偏從一面下流，有聲決決然，若”十八字。

〔4〕寒　《千金方》卷十六下有“氣”字。

〔5〕痛而《千金方》卷十六作“而痛”。

〔6〕不　《千金方》卷十六上有“其頭”二字。

〔7〕汗　趙開美本上有“去”字。義長。

〔8〕味　《千金方》卷十六下有“㕮咀”二字。

〔9〕分温再服　《千金方》卷十六作“分三服，服湯如炊三斗米久”。

〔10〕後　《千金方》卷十六作“許”。

按語　前第十條與本條同有脾胃虛寒，均須温中補虛。但前者主證“腹中雷鳴切痛”，爲水濕内停，攻走腸間，寒凝氣滯所致；後者主證是“上衝皮起，出見有頭足，上下痛不可觸近”，爲中焦寒盛，寒氣攻衝，凝聚成塊使然。前者治以附子粳米湯，重用半夏燥濕降逆；後者治以大建中湯，重用乾薑散寒，人參、膠飴建中。

脇下偏痛，發熱[1]，其脉緊弦，此寒也，以温藥下之，宜大黄附子湯。

大黄附子湯方

大黄三兩　附子三枚，炮　細辛二[2]兩

右三味,以水五升,煑取二升,分温三服;若强人煮二升半,分温三服。服後如人行四、五里,進一服。

〔1〕發熱 《脈經》卷八無此二字。

〔2〕二 明仿宋本作"三"。

按語 肝經陰寒內結,氣滯着於一側,腑氣壅閉不通,故本證以脇滿痛、大便秘、脉緊弦爲主證。陽爲寒鬱,營衛失調,則可有發熱,但未必俱有。證屬邪實正虛,治宜大黃附子湯温下。本方爲温下之祖方。後世《本事方》之温脾湯即於本方去細辛加乾薑、甘草、桂心、厚朴而成,治痼冷在腸胃間,泄瀉腹痛。臨床上兩方可結合運用,以提高療效。

寒氣厥逆,赤丸主之。

赤丸方

茯苓四兩　半夏[1]四兩,洗,一方用桂　烏頭二兩,炮　細辛一兩,《千金》作人參[2]

右六[3]味,末之,內真朱[4]爲色,煉蜜丸,如麻子大,先食酒飲下三丸[5],日再夜一服;不知,稍增之[6],以知爲度。

〔1〕半夏 《千金方》卷十六作"桂心"。

〔2〕《千金》作人參 《千金方》卷十六無人參,仍用細辛,更有"附子二兩,射罔加大棗一枚"。

〔3〕六 趙開美本作"四"。

〔4〕真朱 即朱砂。

〔5〕先食酒飲下三丸 《千金方》卷十六作"空腹酒服一丸"。

〔6〕稍增之 《千金方》卷十六作"加至二丸"。

按語 原文敍證簡略,從文中"寒氣"二字和赤丸組成藥物分析,本條病屬脾腎虛寒,水飲內盛,寒氣挾水飲上逆所致,故本條除四肢厥冷外,當有腹痛嘔吐、心動悸等證。治宜赤丸散寒止痛,化飲降逆。

腹痛[1],脉弦而緊,弦則衛氣不行[2],即惡寒,緊則不欲食,邪正[3]相搏,即爲寒疝[4],遶[5]臍[6]痛,若發則白汗[7]出,手足厥冷,其脉沉弦者,大烏頭煎主之。

烏頭煎方

烏頭大者五[8]枚,熬,去皮,不㕮咀

右以水三升,煮取一升,去滓,内蜜二升[9],煎令水氣盡,取二升,强人服七合,弱人服五合。不差,明日更服,不可一[10]日再服。

〔1〕腹痛 《脈經》卷八、《千金方》卷十六作"寸口"。

〔2〕行 《脈經》卷八、《千金方》卷十六下有"衛氣不行"四字。

〔3〕邪正 《脈經》卷八、《千金方》卷十六作"弦緊"。

〔4〕疝 《脈經》卷八、《千金方》卷十六下有"趺陽脉浮而遲,浮即爲風虛,遲即爲寒疝"十六字。

〔5〕遶 《脈經》卷八、《千金方》卷十六作"繞"。"遶"通"繞"。醫統本上有"寒疝"二字。《脈經》卷八、《千金方》卷十六同,且此起另作一條。

〔6〕臍 《千金方》卷十六下有"苦"字。

〔7〕白汗 指因劇痛逼迫而出之冷汗。汗,醫統本作"津"。

〔8〕五 《千金方》卷十六作"十五"。

〔9〕升 《千金方》卷十六作"斤"。

〔10〕一 趙開美本無。

寒疝腹中痛,及[1]脅痛[2]裏急者,當歸生薑羊肉湯主之。

當歸生薑羊肉湯方

當歸三兩　　生薑五兩　　羊肉一斤

右三味,以水八升,煮取三升,温服七合,日三服。若寒多者,加生薑成一斤;痛多而嘔者,加橘皮二兩,白术一兩。加生薑者,亦加水五升,煮取三升二合,服之。

〔1〕及 《外臺》卷七作"引"字。

〔2〕痛 《外臺》卷七下有"及腹"二字。

按語 本條與上條同屬寒疝,前者爲寒氣内結,陽氣不行,邪正相搏,爲疝之偏於實,宜大烏頭煎主治以温陽散寒;本條爲寒盛血虛,爲疝之偏於虛,治宜用當歸生薑羊肉湯以養血散寒。

寒[1]疝腹中痛,逆冷,手足不仁,若身疼[2]痛,灸刺諸藥不能治,抵當[3]烏頭桂枝湯主之。

烏頭桂枝湯方

烏[4]頭[5]

右一味,以蜜二[6]斤,煎減半,去滓,以桂枝湯五合解之, 得一升後,初服二合,不知即服三合,又不知,復加至五合。其知者,如醉狀,得吐者,爲中病。

桂枝湯方

桂枝三兩,去皮　芍藥三兩　甘草二兩,炙　生薑三兩　大棗十二枚

右五味,剉,以水七升,微火煮取三升,去滓。

〔1〕寒 《千金方》卷十六上有"大"字。

〔2〕身疼 《千金方》卷十六作"一身盡"。

〔3〕抵當 《千金方》卷十六無此二字。

〔4〕烏 《千金方》卷十六上有"秋乾"二字。

〔5〕頭 《千金方》卷十六下有"此實中者五枚除去角"八小字。

〔6〕二 《千金方》卷十六作"一"。

按語 本證爲内外皆寒,表裏俱病,則非單用解表或温裏或灸刺所能奏效,宜用烏頭桂枝湯兩解表裏之寒邪。服藥後如醉狀或嘔吐,是藥已中病之"瞑眩"反應;如見喘急、頭痛、心悸、脉促者,則屬中毒現象,應速解毒。

其脉數[1]而緊乃弦,狀如弓弦,按之不移。脉數弦者,當下其寒[2];脉緊大[3]而遲者,必心下堅;脉大而緊者,陽中有陰[4]:可下之。

〔1〕數 《脈經》卷八作"浮"。

〔2〕其脉數……當下其寒 此二十三字《脈經》卷八接大黄附子湯條之上。

〔3〕脉緊大 《脈經》卷八作"雙脉弦",且此起另作一條。

〔4〕陰 《脈經》卷八下有"也"字。

按語 本條指出數與大脉爲邪盛,弦、緊、遲爲内寒,是陽中有陰之寒實内結之脉象。邪盛當下,陰寒當温,故其治則爲温下。

附方[1]

《外臺》烏頭湯 治[2]寒疝腹中絞痛,賊風入[3]攻五藏,拘急不得轉側,發[4]作有時,使人陰縮,手足厥逆。方見上。

〔1〕方 原無,據趙開美本、醫統本、俞橋本補。

〔2〕治 《千金方》卷八、《外臺》卷十四均作"主"。

〔3〕入 《千金方》卷八、《外臺》卷十四下均有"腹"字。

〔4〕發 《千金方》卷八、《外臺》卷十四上均有"叫呼"二字。

按語 諸本中主治下,原注"方見上"三字,未載藥味及煮服法。考《外臺》卷十四引《千金》烏頭湯,方後注云:《深師》同,未説是仲景方。可知名雖爲《外臺》烏頭湯,而原出於《千金方》卷八。其劑量與烏頭桂枝湯不一,《千金》烏頭湯藥味及煮服法記載爲:"烏頭十五枚,芍藥四兩,甘草二兩,大棗十枚,老薑一斤,桂心六兩。右六味,㕮咀,以水七升煮五物,取三升,去滓;別取烏頭去皮四破,蜜二升,微火煎令減五六合,內湯中煮兩小沸,去滓,服一合,日三,閒食,強人三合,以如醉狀爲知,不知增之。"

《外臺》柴胡桂枝湯方　治心腹卒[1]中痛者。

柴胡四兩　黃芩　人參　芍藥　桂枝　生薑各一兩半
甘草一兩[2]　半夏二合半　大棗六枚

右九味,以水六[3]升,煮取三升,溫服一升,日三服。

〔1〕治心腹卒　《外臺》卷七作"療寒疝腹"。

〔2〕一兩　《外臺》卷七下有"炙"字。

〔3〕六　《外臺》卷七作"八"。

按語　《外臺》卷七所載此方,注明"引仲景《傷寒論》",此方并見於《傷寒論·辨太陽病脉證并治下》篇。據此,可知本方原系仲景方。本方與烏頭桂枝湯皆爲表裏兩解之劑,但烏頭桂枝湯是兩解表裏之寒邪,適用於表寒而挾內寒者;本方是表裏兩解,寒熱并除,適宜於有表寒而挾內熱者。

《外臺》走馬湯[1]　治中惡心痛腹脹,大便不通。

巴豆二枚,去皮心,熬[2]　杏仁二枚

右二味,以綿纏,搥令碎,熱湯二合,捻取白汁飲之,當下[3]。老小量之,通治[4]飛尸[5]鬼擊[6]病[7]。

〔1〕外臺走馬湯　《外臺》卷七卒疝門及卷十三飛尸門與此所列主治不同,《千金方》卷十三心腹痛門與此主治及藥味分量基本相同,此方《外臺》應作《千金》爲是。

〔2〕二枚,去皮心,熬　《千金方》卷十三作"兩粒"。

〔3〕以綿纏……當下　此十八字《千金方》卷十三作"綿裹,推令細,以熱湯貳合,著小杯中,以兩指搦取白汁令盡,頓服,壹食頃下去即愈。"

〔4〕通治　《千金方》卷十三作"亦治卒疝"。

〔5〕飛尸　《諸病源候論》卷二十三謂:"飛尸者,發無由漸,忽然而

致,若飛走之急疾,故謂之飛尸。其狀心腹刺痛,氣息喘急脹滿,上衝心胸者是也。"

〔6〕鬼擊 《諸病源候論》卷二十三:"鬼擊者,謂鬼厲之氣擊著於人也。得之無漸,卒著,如人以刀矛刺狀,胸脇腹內絞急切痛,不可抑按,或吐血,或鼻中出血,或下血。"

〔7〕病 《千金方》無。

按語 本方名"走馬"者,是言其瀉下通利之功效甚速,有如走馬之勢也。

問曰:人病有宿食,何以別之? 師曰:寸口脉浮而大,按之反澀,尺中亦微而澀,故知有宿食,大承氣湯主之。

脉數而滑者,實也,此[1]有宿食[2],下之愈,宜大承氣湯。

〔1〕此 《千金方》卷十六無。

〔2〕食 《千金方》卷十六下有"不消"二字。

下利不飲[1]食者,有宿食也,當[2]下之,宜大承氣湯。

大承氣湯方見前痙病中。

〔1〕飲 醫統本作"欲"。

〔2〕當 俞橋本無。

按語 以上三條,均論宿食。前兩者從脉而論,一爲脉象澀滯,乃是食積較多,腸胃氣滯不通;一爲脉象滑利,屬宿食新停,壅滯未甚,病情較淺,故從脉滑澀之異可測病之新久也。後條指出宿食證見下利不欲食,應用《素問·至真要大論》之"通因通用"法。因勢利導,下其宿食。

宿食在上脘,當吐之,宜瓜蒂散[1]。

瓜蒂散方

瓜蒂一枚[1],熬黃　赤小豆一分,煮

右二味,杵爲散,以香豉七合煮取汁,和散一錢匕,温服之。不吐者,少加之,以快吐爲度而止。亡血及虚者不可與之。

〔1〕宜瓜蒂散 《脈經》卷八、《千金方》卷十五無此四字。

〔2〕枚 趙開美本作"分"。

脉[1]緊如轉索無[2]常[3]者,有[4]宿食也。

〔1〕脉 《脈經》卷八、《千金方》卷十五上有"寸口"二字。

〔2〕無 《脈經》卷八、《千金方》卷十五上有"左右"二字。

〔3〕轉索無常 形容脉緊好像繩索轉動不定,此乃緊中兼有滑象。

〔4〕有 《千金方》卷十五上有"脾胃中"三字。

按語 前後兩條合參,論宿食停留在胃,證見脘腹痞悶,泛惡欲吐,脉乍緊乍滑,如繩索轉動之狀者,可因勢利導而用吐法,宜用瓜蒂散催吐。

脉[1]緊頭[2]痛,風寒,腹[3]中有宿食不化也[4]。一云寸口脉緊。

〔1〕脉 《脈經》卷八上有"寸口"二字,《千金方》卷十五上有"寸"字。

〔2〕頭 《脈經》卷八、《千金方》卷十五上有"即"字。

〔3〕腹 《脈經》卷八、《千金方》卷十五上有"或"字。

〔4〕也 《脈經》卷八、《千金方》卷十五無。

按語 本篇中緊脉主寒,主痛,亦主宿食,而宿食病亦可見浮大、滑數、澀緊等脉,一脉主多病,一病見多脉,故臨床上須脉證合參,方能作出正確辨證施治。

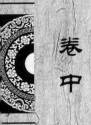

五藏風寒積聚病脉證并治第十一

論二首　脉證十七條　方二首

提要：本篇論述五藏風寒證候，真藏脉象、疾病舉例、三焦各部病證及藏府積聚脉證等。着重以五藏爲綱，對疾病進行分類，用以體現五藏爲核心之辨證方法。

肺中風者，口燥而喘，身運[1]而重，冒[2]而腫脹。

〔1〕身運　指身體動搖，不能自主。

〔2〕冒　《説文·日部》段注：“冒者，若無所見也。”謂頭目昏眩。

肺中寒[1]，吐濁涕。

〔1〕寒　《脈經》卷六、《千金方》卷十七下有“者，其人”三字。

按語　前者爲肺中風邪，氣壅津灼，濁氣上蒙，水濕停聚，爲陽性證候；後者爲肺中寒邪，胸陽不佈，津液凝聚，清竅不利，而係陰性證候。陰陽之別，餘藏準此。

本篇原闕肺傷條文，考《脈經》卷六載有虛火肺傷之證：“肺傷者，其人勞倦則欬唾血，其脉細緊浮數皆吐血，此爲躁擾嗔怒得之，肺傷氣壅所致。”《千金方》卷十七“肺傷”下無“者”字，餘同。此文筆法與本篇心傷條文一致，疑是肺病脱文，可參。

肺死藏[1]，浮之[2]虛，按之弱如葱葉，下無根

93

者,死。

〔1〕死藏　指真藏脉,亦稱五藏死脉。

〔2〕浮之　與下文"按之"均指浮取、沉取之診脉法,下仿此。

肝中風者,頭目瞤[1],兩脇痛,行常傴[2],令人嗜甘。

〔1〕瞤　音順(shùn),《説文·目部》:"目動也。"此指頭目肌肉瞤動。

〔2〕傴　音雨(yǔ),《廣雅·譯言》:"僂也。"駝背,行時常曲背垂肩。

肝中寒者,兩[1]臂不舉,舌本[2]燥,喜[3]太息,胸中痛,不得轉側,食則吐而汗出也。《脈經》、《千金》云:"時盜汗,欬,食已吐其汗。"

〔1〕兩　《脈經》卷六、《千金方》卷十一上有"其人"二字。

〔2〕本　《脈經》卷六、《千金方》卷十一下細注云"又作大"。

〔3〕喜　《脈經》卷六、《千金方》卷十一作"善"。

按語　肝中風邪,風勝則動,肝經燥急,則求助於味,以緩肝急,故令人嗜甘;肝中寒邪,陰寒凝滯,肝經鬱結,則橫逆犯胃,胃失和降,故食則嘔吐。二者所致脾胃證候及機理不一,醫者宜識別之。

本篇原闕肝傷條文,考《脈經》卷六載有肝藏陰傷之證:"肝傷者,其人脱肉,又臥,口欲得張,時時手足青,目瞑瞳人痛,此爲肝藏傷所致也。"《千金方》卷十七"肝傷"下無"者"字,餘同。

此文筆法與本篇心傷條文一致,疑係本篇脱文,可參。

肝死藏,浮之[1]弱,按之[2]如索不來[3],或曲如蛇行[4]者,死。

〔1〕之　《脈經》卷三下有"脉"字。

〔2〕之　《脈經》卷三下有"中"字。

〔3〕如索不來　脉象如繩索之懸空,輕飄游移,應手即去,不能復來。

〔4〕曲如蛇行　脉象如蛇蠕行之狀,曲折逶迤而不能暢達。

肝着,其人常欲蹈[1]其胸上,先未苦時[2],但欲飲熱,旋覆花湯主之。臣[3]億等校諸本旋覆花湯方,皆同[4]。

〔1〕蹈 《説文·足部》:"踐也"。此爲重按之意。

〔2〕先未苦時 指疾病痛苦未發作前之時。

〔3〕臣 《金匱直解》此下十二字作"方見婦人雜病"六字。

〔4〕同 底本作"問",形近之誤,據趙開美本、醫統本、明仿宋本、俞橋本改。

按語 肝着初起,病屬氣滯,飲熱暫可緩解;久則氣血郁滯,其病在絡,治當理氣散結,活血通絡。旋覆花湯藥味原闕,《金匱直解》云:"方見婦人雜病。"此説可參。

心中風者,翕翕[1]發熱,不能起,心中饑,食即嘔吐[2]。

〔1〕翕翕 《方言十二》:"盛也",形容發熱熾盛。

〔2〕食即嘔吐 《脉經》卷六、《千金方》卷十三作"而欲食,食則嘔。"

心中寒者,其人苦[1]病心如噉[2]蒜[3]狀,劇者心痛徹背,背痛徹心,譬[4]如蠱注[5]。其脉浮者,自吐乃愈。

〔1〕苦 《脉經》卷六、《千金方》卷十三無。

〔2〕噉(dàn 淡) 吃也。

〔3〕蒜 《千金方》卷十三下有"齏"字。

〔4〕譬 《脉經》卷六、《千金方》卷十三無。

〔5〕蠱注 病名,《諸病源候論》卷二十四:"蠱是聚蛇蟲之類,以器皿盛之,令其自相噉食,餘有一個存者爲蠱也,而能變化,人有造作敬事之者,以毒害於佗,多於飲食內而行用之。人中之者,心悶腹痛,其食五藏盡則死。有緩有急,急者倉卒十數日之間便死;緩者延引歲月,遊走腹內,常氣力羸憊,骨節沉重,發則心腹煩懊而痛,令人所食之物,亦變化爲蠱,漸侵食府藏盡而死,則病流注,染著傍人,故謂之蠱注。"

心傷者[1],其人勞倦,即[2]頭面赤而下重,心中痛而[3]自煩,發熱,當臍跳[4],其脉弦,此爲心藏傷所

金匱要略校注

致也。

〔1〕者 《千金方》卷十三無。

〔2〕即 《千金方》卷十三無。

〔3〕而 《脈經》卷六作"徹背"。

〔4〕跳 《脈經》卷六下有"手"字。

按語 心屬陽藏而主熱，中於風邪，則風熱相搏，耗傷氣陰，若邪熱擾中，則胃氣必逆也；心中寒邪，則陽爲陰遏，寒束於外，火鬱於内，甚則陰寒之邪，痹阻胸陽，若邪在上焦，陽氣能伸，則當從自吐而解。而心傷系由心經氣血損傷於内使然，即氣虛則不任勞作，血虛則陽氣易浮，心失所養則熱動於中，心陽上浮則腎氣凌之。三者機理有别，醫者宜深入體會。

心死藏，浮之〔1〕實如麻豆〔2〕，按之益躁疾者，死。

〔1〕之 《脈經》卷三下有"脉"字。

〔2〕麻豆 《脈經》卷三、《千金方》卷十三作"豆麻擊手"四字。謂脉亂如豆之動摇。

邪哭〔1〕使魂魄不安者，血氣少也；血氣少者屬於心，心氣虛者，其人則〔2〕畏，合目欲眠，夢遠行，而精神離散，魂魄妄行。陰氣衰者爲〔3〕癲，陽氣衰者爲〔3〕狂。

〔1〕哭 醫統本作"入"。

〔2〕則 《千金方》卷十三作"即"。

〔3〕爲 《千金方》卷十三上有"即"字。

按語 邪哭，即病人無故悲傷哭泣，有如邪鬼作祟。其因在於心之血氣虛少，易爲痰火等邪所憑依，邪擾心神則魂魄不安。文中"陰氣衰者爲癲，陽氣衰者爲狂"，陰氣陽氣是指正氣而言，陰氣不足，則邪易入陰而爲癲，陽氣不足，則邪易入陽而爲狂。此皆是正氣虛後而邪侵入爲患。

脾中風者,翕翕發熱,形如醉人,腹中煩重,皮目[1]瞤瞤而短氣。

〔1〕目 《脈經》卷六作"肉"。

按語 脾爲濕土,位居腹中,主肌肉四肢。脾中風邪,風束肌表,則動搖於外;内入於中,則濕鬱化熱,氣機阻滯。故呈現屬陽、屬實之脾中風證候。

《金匱要略》諸本原闕脾中寒條文,《千金方》卷十五僅標有"脾中寒"三字,未載證候,系屬脱簡。

脾死藏,浮之[1]大堅[2],按之如覆盃潔潔[3],狀如搖者,死。臣億等詳五藏各有中風中寒,今脾只載中風,腎中風、中寒俱不載者,以古文簡亂極多。去古既遠,無文可以補綴也。

〔1〕之 《脈經》卷三、《千金方》卷十五下有"脉"字。

〔2〕堅 《脈經》卷三、《千金方》卷十五作"緩",細注云:"一作堅"。

〔3〕潔潔 清白貌,此引伸爲杯中空無所有。

跌陽脉浮而澀,浮則胃氣强,澀則小便數,浮澀相搏,大便則堅[1],其脾爲約[2],麻子仁丸主之。

麻子仁丸方

麻子仁貳升　芍藥半斤　枳實乙斤[3]

大黃乙斤[4]　厚朴乙尺[5]　杏仁乙升[6]

右六味,末之,煉[7]蜜和丸[8]梧子大,飲服十丸,日三[9],以知爲度。

〔1〕堅 《傷寒論·辨陽明病脉證并治》作"鞕"。

〔2〕約 《脈經》卷六、《千金方》卷十五下均有"脾約者,其人大便堅,小便利,而反不渴"十五字。

〔3〕乙斤 《傷寒論·辨陽明病脉證并治》作"半斤,炙"。

〔4〕斤 《傷寒論·辨陽明病脉證并治》下有"去皮"二字。

〔5〕尺 《傷寒論·辨陽明病脉證并治》下有"炙,去皮"三字。

〔6〕升 《傷寒論·辨陽明病脉證并治》下有"去皮尖,熬,別作脂"七字。

〔7〕末之,練 《傷寒論·辨陽明病脉證并治》無此三字。

〔8〕丸 《傷寒論·辨陽明病脉證并治》下有"如"字。

〔9〕三 《傷寒論·辨陽明病脉證并治》下有"服,漸加,"三字。

按語 本條亦見於《傷寒論》,其脾爲約,即胃强脾弱,脾爲胃所制約,不能爲胃行其津液。治宜用麻子仁丸泄胃熱,養脾陰,爲臨床常見潤腸緩下之良方。

腎著^{〔1〕}之病,其人身體重,腰中冷,如坐水中,形如水狀,反不渴,小便自利,飲食^{〔2〕}如故^{〔3〕},病屬下焦,身^{〔4〕}勞汗出,衣_{一作表}裹冷濕,久久得之,腰以下冷痛,腹^{〔5〕}重如帶五千錢,甘薑苓术^{〔6〕}湯主之。

甘草乾薑茯苓白术湯方

甘草 白术_{各貳}^{〔7〕}兩 乾薑 茯苓_{各四兩}^{〔8〕}

右四味^{〔9〕},以水五升,煮取三升,分溫三服,腰中即溫。

〔1〕著 此處音義同"着"(zhuó),留滯附着也。

〔2〕飲食 《千金方》卷十九作"食飲"。

〔3〕故 《千金方》卷十九下有"是其證也"四字。

〔4〕身 《千金方》卷十九上有"從"字。

〔5〕腹 《千金方》卷十九作"腰"。

〔6〕甘薑苓术 《千金方》卷十九作"腎著"。

〔7〕各貳兩 《千金方》卷十九白术分量作"四兩"。

〔8〕各四兩 《千金方》卷十九乾薑分量作"三兩"。

〔9〕味 《千金方》卷十九下有"㕮咀"二字。

按語 腎著病乃因過度勞累,汗出頻多而衣裹冷濕,久則寒濕侵及腎府，陽氣痺着不行所致。以身體重，腰中冷，腰以下冷痛，腹重如帶五千錢等爲其特徵。由於病不在腎之本藏，而在腎之外府，故治法不在温腎以散寒，而用甘薑苓术湯煖上以制水。

腎死藏，浮之堅，按之亂如轉丸[1]，益下入尺中者，死。

〔1〕亂如轉丸　形容脉象躁動，如彈丸之亂轉。

按語　五藏死脉之關鍵，一爲五藏自病，脉不應浮。現在五藏病但見浮，如肺死藏之浮而虛，肝死藏之浮而弱，心死藏之浮而實，脾死藏之浮而大，腎死藏之浮而堅等，是真氣渙散之象，故皆主死。

五藏死脉之關鍵，二爲應有胃氣，《素問·玉機真藏論》謂："脉弱以滑，是有胃氣。"《甲乙經》云："人常禀氣於胃，脉以胃氣爲本，無胃氣曰逆，逆者死。"現肺死藏按之如葱葉，肝死藏按之如索，心死藏按之益躁疾，脾死藏按之如覆杯，潔潔動摇，腎死藏按之亂如轉丸，五藏死脉失去雍容和緩之狀，皆無胃氣，故見此者必主死。

本篇原闕腎中風、腎中寒兩條，《千金方》僅標有腎中風、腎中寒，但未載具體證候，系屬條文脱簡。

問曰：三焦竭部[1]，上焦竭善噫，何謂也？師曰：上焦受中焦氣未和，不能消穀，故能噫耳。下焦竭，即遺溺失便，其氣不和，不能自禁制，不須治，久則愈。

〔1〕三焦竭部　指三焦各部所屬藏府之功能衰減。

師曰：熱在上焦者，因欬爲肺痿；熱在中焦者，則爲堅[1]；熱在下焦者，則尿血，亦令淋秘[2]不通。大腸有寒者，多鶩溏[3]；有熱者，便腸垢。小腸有寒者，其人下重便[4]血，有熱者，必痔。

〔1〕堅　指大便堅硬而燥。

〔2〕淋秘　淋指小便滴瀝澀痛，秘作閉字解，即小便癃閉不通。

〔3〕鶩溏　鶩即鴨。鶩溏，謂鴨之大便，水糞雜下。

〔4〕便　《脈經》卷六、《千金方》卷十四下有"膿"字。

按語　前條論述三焦各部虛極和失調所致之病變，着重指出三焦相互爲用，彼此制約，平衡協調之關係。如上焦受氣於中焦，下焦復受氣於上焦，中焦又復受氣於下焦。三焦氣不和則發病，且相互影響，相互傳變。三焦雖各有分理部位，實際關係甚爲密切。

後條論述三焦之熱證和大小腸之寒熱證，但肺痿大便堅及尿血癃閉亦有屬寒者，下重便血亦有屬熱者，臨證當辨證爲準。

問曰：病有積、有聚、有槃[1]氣，何謂也？師曰：積者，藏病也，終不移；聚者，府病也，發作有時，展轉痛移，爲可治；槃氣者，脇下[2]痛，按之則愈[3]，復發爲槃氣[4]。諸積大法，脉來細而[5]附骨者，乃積也。寸口[6]積在胸中；微出寸口，積在喉中：關上[7]，積在臍傍；上關上，積在心下；微下關，積在少腹；尺中[8]，積在氣衝。脉出左，積在左；脉出右，積在右；脉兩出，積在中央。各以其部處之[9]。

〔1〕槃　《千金方》卷二十八作"穀"。下一"槃"字同。槃同穀。槃氣，即水穀之氣停積留滯之病。

〔2〕下　《千金方》卷二十八下有"牽"字。

〔3〕愈　《千金方》卷二十八下更有"愈"字。

〔4〕氣　《千金方》卷二十八下有"夫病已愈，不得復發，今病復發，即爲穀氣也"十七字。

〔5〕細而　《千金方》卷二十八作"而細軟"。

〔6〕口　《千金方》卷二十八下有"結"字。

〔7〕上 《千金方》卷二十八下有"結"字。

〔8〕中 《千金方》卷二十八下有"結"字。

〔9〕之 《千金方》卷二十八下有"寸口沉而橫者,脇下及腹中有橫積痛,其脉弦,腹中急痛,腰背痛相引,腹中有寒疝瘕"三十三字。

按語 本條概述積、聚、䐜氣三病之特點,以資鑑別。並論積病之主脉及歷舉脉出之處以定積之部位,但臨證所見不盡相符,不可拘泥。

痰飲欬嗽病脉證并治第十二

論一首 脉證二十一條 方十八首

提要 本篇闡述痰飲、欬嗽之脉證和治療。所論欬嗽,乃由痰飲所致,爲痰飲病中一症狀。

痰飲有廣義和狹義之分。篇名之痰飲,爲其總稱,屬廣義,分痰飲、懸飲、溢飲、支飲四類,其中之痰飲爲狹義,屬四飲之一。

痰飲病以"溫藥和之"爲總治則,并提出溫、汗、利、下等具體治法,及痰飲欬嗽之隨證應變法則。

問曰:夫飲有四,何謂也? 師曰:有痰飲[1]、有懸飲[2]、有溢飲[3]、有支飲[4]。

問曰:四飲何以爲異? 師曰:其人素盛今瘦,水走腸間,瀝瀝[5]有聲,謂之痰飲;飲後水流在脇下,欬唾引痛,謂之懸飲;飲水流行,歸於四肢,當汗出而不汗出,身體疼重,謂之溢飲;欬逆倚息,短氣不得臥,其形如腫,謂之支飲。

〔1〕痰飲 痰,古通淡,《正字通》。《廣韻·談第二十三》:"淡,胸

中液也"。淡與澹通《文字集略》。《説文通訓定聲》：

"澹者，水動之貌也。"形容水飲在胃腸間澹蕩動摇之狀。

〔2〕懸飲　懸，系也。意爲水飲懸於脇下。

〔3〕溢飲　溢，器滿也。《爾雅·釋詁》："盈也。"意爲盈而偏溢肢體也。

〔4〕支飲　支，撑也。《國語·越語》："其君臣上下，皆知其資，則不足以支長久也。"謂水飲支撑在胸膈之意。

〔5〕瀝瀝　《諸病源候論》卷二十作"瀝瀝"。爲飲在腸間流動貌。

按語　此段總論痰飲病機及證候分類。《素問·經脉別論》曰："飲入於胃，游溢精氣，上輸於脾，脾氣散精，上歸於肺，通調水道，下輸膀胱，水精四布，五經并行。"乃言人身水液之正常運行。若肺、脾、腎及三焦陽氣衰微，水液失於正常運行，化而爲飲。飲停腸胃爲痰飲，飲留脇下乃懸飲，飲溢四肢爲溢飲，水飲支撑在胸膈屬支飲。

水在心，心下堅築[1]，短氣，惡水不欲飲。

水在肺，吐涎沫，欲飲水。

水在脾，少氣身重。

水在肝，脇下支滿，嚏而痛。

水在腎，心下悸。

〔1〕堅築　築，《説文·木部》："搗也。"引伸爲悸動。意爲心下痞堅而悸動。

按語　論述水飲侵及五藏之證候。水飲爲害不僅瀦留於胃腸、脇下、胸膈或泛溢於肌表，亦可進而侵及五藏。謂五藏之水，非五藏本身有水，乃受飲邪之所及，而現與各藏有關之外候而已。或謂藏中非真能蓄有形之水，不過飲氣侵之。但五藏水與四飲間，仍密切相關。如水在心、腎之與痰飲，水在肺之與支飲，水在脾之與痰飲、溢飲，在肝之與懸飲，其證其治，均有關聯。

夫心下有留飲,其人背寒冷如手[1]大。

留飲者,脇下痛引缺盆,欬嗽則輒已[2]。一作轉甚。

胸中有留飲,其人短氣而渴,四肢歷節痛。脉沉者,有留飲。

〔1〕手　底本作"水"。不確。據趙開美本改。

〔2〕輒已　輒,猶即也。已,太,過分。《左傳·昭公五年》:"楚王汰侈已甚"。意爲加甚。

按語　水飲久留不去謂之留飲。飲爲陰邪,飲邪停留,則陽氣鬱閉,故留飲者,脉當自沉。然非四飲外別有留飲之稱,乃四飲之久留爲患者。心下留飲即痰飲;飲留脇下,爲懸飲;胸中留飲,屬支飲;四肢歷節痛,又爲溢飲之類證。

膈上病痰,滿喘欬吐,發則寒熱,背痛腰疼,目泣自出,其人振振身瞤劇,必有伏飲。

按語　伏飲乃言痰飲之伏而不覺,發而始見者。飲伏膈上,阻礙肺氣,故常胸滿喘欬,吐涎沫,若遇非時之感,則誘發內伏之飲,而寒熱并作,背痛腰疼,喘欬益甚,流淚,身體顫抖搖動。臨床所見,伏飲多是發作有時,類似哮喘之病,常在季節交換,氣候特殊變化時作。

留飲與伏飲,雖皆意爲飲邪深固難解,然兩者有別。留飲者,飲停部位較廣(在心下、脇下、胸中),病證較輕;伏飲者,飲停膈上,發作症狀亦重。

夫病人飲水多,必暴喘滿;凡食少飲多,水停心下,甚者則悸,微者短氣。

脉雙弦者,寒也,皆大下後善[1]虛;脉偏弦者,飲也。

〔1〕善　底本及明仿宋本、俞橋本脱。醫統本作"喜"。據趙開美本補。

按語　述飲病成因及脉證辨別。病人飲水過多,脾胃輸化不及,水氣上逆犯肺,以致暴發喘滿,此爲傷飲,亦即新飲。若素體脾胃虛弱,平日食少飲多,水穀不化精微,聚而成飲,易爲痰飲病。

此外,肺氣不宣,水道通調失職,以及腎陽虛弱,不能化氣以行水,均可導致痰飲病。

肺飲不弦,但苦喘短氣。

支飲亦喘而不能臥,加短氣,其脈平也。

按語 弦乃陰脈,屬陰邪。痰飲病乃陰邪爲病,多見弦脈,故弦屬痰飲主脈。然痰飲爲飲邪偏注,脈當偏弦。若飲未積留或飲之微而未甚者,其脈亦可不弦;飲停胸膈,病至深重,其脈亦不弦。故仲景言其殊者,示人臨證須脈證互參。

病痰飲者,當以溫藥和之。

按語 溫藥和之,乃治飲病之總則。蓋水飲爲陰邪,極易傷人陽氣。脾爲濕土,賴陽氣以健運。飲邪侵脾,脾失健運。溫藥則可健運中州,布化陽氣,開發腠理,通調水道,屬治本之法。然雖用溫藥,但不宜投過於燥烈之品,否則易傷正氣。痰飲既積,攻下逐水之法亦不可少,但必須在溫藥之基礎上選擇適當方劑。亦如《金匱要略方論本義》謂"蓋痰飲之邪,因虛而成,而痰亦實物,必少有開導,總不出溫藥和之"。驗之臨床,甚是。

心下有痰飲,胸脇支滿,目眩,苓桂朮甘湯主之。

茯苓桂枝白朮甘草湯方

茯苓四兩　桂枝　白朮各叁兩　甘草貳兩
右四味,以水六升,煮取三升,分溫三服,小便則利。

按語 胸脇支滿,目眩,乃痰飲病主證。《金匱要略心典》云:"痰飲陰邪也,爲有形,以形礙虛則滿,以陰冒陽則眩"。苓桂术甘湯健脾滲濕,通陽利水,爲治痰飲病主方,亦即"溫藥和之"具體運用。

夫短氣,有微飲,當從小便去之,苓桂术甘湯主之;方見上。腎氣丸亦主之。方見脚氣中。

按語 《金匱要略心典》曰:"氣爲飲抑則短,欲引其氣,必蠲其飲;飲,水類也。治水必自小便去之。"但飲之成,有因中陽不運,水停爲飲者,其本在脾,必見胸脇支滿,目眩諸證,當健脾行水,宜苓桂术甘湯;有因下焦陽虚,不能化水,致水泛心下者,其本在腎,則現畏寒足冷,小腹拘急諸證,治用腎氣丸,溫腎陽以化水。一證二方,均屬"溫藥和之",雖所主不同,而利小便則一也。

病者脉伏,其人欲自利,利反快,雖利,心下續堅滿,此爲留飲欲去故也,甘遂半夏湯主之。

甘遂半夏湯方

甘遂大者,叁枚　半夏拾貳枚,以水乙升,煮取半升,去滓　芍藥伍枚　甘草如指大乙枚,炙,一本作"無"

右四味,以水二升,煮取半升,去滓,以蜜半升,和藥汁煎取八合,頓服之。

按語 留飲自利,飲隨利去,陽氣來復,則爲留飲欲去之勢,故"此爲留飲欲去故也"句,應在"利反快"下,於理爲順。雖利而心下續堅滿者,爲病根未除,去者雖去,新飲日積。飲既有欲去之勢,留飲亦非攻不除,當此之時,宜因勢利導,攻破逐飲,下而去之,以絶病根,故治以甘遂半夏湯。方中甘遂爲治痰之本。《本草綱目》云:"不可過服,中病則止可也"。《類聚方廣義》云:"此方之妙,在於用蜜,若不用蜜,則不特不得效,且瞑眩生變,宜遵守古法"。頗有深意。

脉浮而細滑,傷飲。

按語 傷飲者,飲過多而驟傷。飲病多弦脉,浮而細滑者,乃一時爲外飲所驟傷,而非停積之水也。

脉弦數,有寒飲,冬夏難治。

按語 弦脉爲寒,數爲熱。此内有寒飲,而現數脉,屬脉證不符。按時令,冬寒利熱而不利於飲,夏熱利飲而不利於熱;用藥論,熱藥治飲則助熱,寒藥治熱則助飲,故難治。僅以飲爲例耳。

脉沉而弦者,懸飲内痛。

病懸飲者,十棗湯主之。

十棗湯方

芫花_熬　甘遂　大戟_{各等分}

右三味,搗篩,以水一升五合,先煮肥大棗十枚,取八合,去滓,内藥末。強人服一錢匕,羸人服半錢,平旦温服之;不下者,明日更加半錢,得快下後,糜粥自養。

按語 兩條論述懸飲脉證并治療。懸飲者,飲留胸脇,病近於裏。内痛者,胸脇牽引而痛,故脉見沉弦。十棗湯破積逐水之峻劑。見是證而形氣俱實,無表證者始可用之。

病溢飲者,當發其汗,大青龍湯主之;小青龍湯亦主之[1]。

大青龍湯方

麻黄_{六兩,去節}　桂枝_{式兩,去皮}　甘草_{式兩,炙}　杏仁_{四十個,去皮尖}　生薑_{叄兩}　大棗_{拾式枚}　石膏_{如雞子大,碎}

右七味,以水九升,先煮麻黄,減二升,去上沫,内諸

藥,煮取三升,去滓,温服壹升,取微似汗。汗多者,温粉
粉之。

小青龍湯方

麻黄_{去節,叁兩}　芍藥_{叁兩}　五味子_{半升}　乾薑_{叁兩}
甘草_{叁兩,炙}　細辛_{叁兩}　桂枝_{叁兩,去皮}　半夏_{半升,湯洗}

右八味,以水一斗,先煮麻黄减二升,去上沫,内諸
藥,煮取三升,去滓,温服一升。

〔1〕小青龍湯亦主之　底本另作一條,不確。據趙開美本併作
一條。

按語　水飲停留有上下表裏之分,治法則有汗利攻下之
別。溢飲當發其汗,符《素問·陰陽應象大論》:"其在表者,汗
而發之"因勢利導法則。

大、小青龍湯雖均爲兩解之法,同治溢飲,但用大青龍湯,在
於發汗、散水、清熱,其證以發熱煩喘爲主;用小青龍湯在於行
水,温肺下氣,其證應以寒飲欬喘爲主。《傷寒來蘇集》云:"兩
青龍俱治有表裏證,皆用兩解法,大青龍是裏熱,小青龍是裏寒,
故發表之藥相同,而治裏之藥則殊也"。

膈間支飲,其人喘滿,心下痞堅,面色黧黑,其脉沉
緊,得之數十日,醫吐下之不愈,木防己湯主之。虛者即
愈;實者三日復發,復與不愈者,宜木防己湯去石膏加茯
苓芒硝湯主之。

木防己湯方

木防己_{叁兩}　石膏_{拾貳枚}[1],如雞子大　桂枝_{式兩}　人參
四兩

右四味,以水六升,煮取二升,分温再服。

木防己加茯苓芒硝湯方

木防己　桂枝各貳兩　人參　茯苓各四兩　芒硝叁合

右五味，以水六升，煮取二升，去滓，内芒硝，再微煎，分溫再服，微利則愈。

〔1〕拾貳枚　《外臺秘要》卷八作"叁枚"，宜從。

按語　支飲在膈間，肺胃氣機不利，故上爲喘滿，心下痞堅；寒飲内結，營衛運行不利，則脉象沉緊；面色黧黑，乃支飲重證，虛實錯雜，非吐下可愈。痞堅虛軟，可與木防己湯，以行水散結，補虛消痞；水停氣阻，痞堅結實者，可與木防己去石膏加茯苓芒硝湯，以行水散氣，軟堅破結。

心下有支飲，其人苦冒眩，澤瀉湯主之。

澤瀉湯方

澤瀉五兩　白术二兩

右二味，以水二升，煮取一升，分溫再服。

按語　本證與苓桂术甘湯證，同屬飲停心下而冒眩者，乃清陽被阻。但前者有飲犯胸陽，故有胸脇支滿之證。本證爲支飲之輕證，與澤瀉湯以健脾利水除飲。

支飲胸滿者，厚朴大黄湯主之。

厚朴大黄湯方

厚朴乙尺　大黄陸兩　枳實四枚

右三味，以水五升，煮取二升，分溫再服。

按語　本條"胸滿"注說有二：一、按原文注釋，如《金匱要略淺注》曰："此節指支飲在胸，進一層立論。云胸滿者，胸爲陽位，飲停於下，下焦不通，逆行漸高，充滿於胸故也。"用厚朴大黃湯以"調其氣分，開其下口，使上焦之飲，順流而下"。一說胸滿疑作腹滿，如《醫宗金鑑》、《金匱要略心典》，謂支飲兼有胃家實，用厚朴大黃湯以疏導腸胃，蕩滌實邪。

痰飲而兼胃實之證，因胃實而致腹滿，固是常事，然因胃實而及胸滿者，亦不乏其例，臨證當參合腹診、舌、脉以決診斷。

支飲不得息，葶藶大棗瀉肺湯主之。方見肺癰中。

按語 論述支飲肺實證的治療。飲阻胸膈，痰涎壅塞，肺氣不利，致胸悶喘欬，呼吸困難諸證，用葶藶大棗瀉肺湯，瀉肺氣，逐水飲。

嘔家本渴，渴者爲欲解。今反不渴，心下有支飲故也，小半夏湯主之。《千金》云，小半夏加茯苓湯。

小半夏湯方

半夏乙升　生薑半斤
右二味，以水七升，煮取一升半，分溫再服。

按語 飲邪停胃，氣失和降，則嘔。飲從嘔出，胃氣復甦，則津液生而欲思飲水，爲欲解；若嘔反不渴，乃支飲未消。治用小半夏湯，以和胃止嘔，散飲降逆。

腹滿，口舌乾燥，此腸間有水氣，己椒藶黃丸主之。

防己椒目葶藶大黃[1]丸方

防己　椒目　葶藶熬　大黃各乙兩
右四味，末之，蜜丸如梧子大，先食飲服一丸，日三服，稍增，口中有津液。渴者，加芒硝半兩。

〔1〕防己椒目葶藶大黃　趙開美本作"己椒藶黃",明仿宋本、俞橋本作"防椒葶黃"。

按語　水走腸間,飲邪內結而腹滿,飲結氣阻,氣不化水,津不上承,故口舌乾燥。用己椒藶黃丸,以分消水飲,導邪下行。

方後有"渴者"二字,注釋有二:一者指口舌乾燥之甚者,如《金匱直解》;一釋爲口舌乾燥之外,更加渴者,如《高注金匱要略》。後說爲是。

卒嘔吐,心下痞,膈間有水,眩悸者,半[1]夏加茯苓湯主之。

小半夏加茯苓湯方

半夏一升　生薑半斤　茯苓三兩,一法四兩

右三味,以水[2]七升,煮取一升五合,分溫再服。

〔1〕半　《外臺秘要》卷八上有"小"字,宜從。

〔2〕水　底本脫,據趙開美本加。

按語　本條與小半夏湯證,均以嘔吐爲主證,皆因飲停於胃,胃失和降而上逆所致,同用半夏、生薑和胃止嘔,散飲降逆。本條更有眩悸,故加茯苓以寧心鎮悸,導水下行。

假令瘦人,臍下有悸,吐涎沫而癲眩[1],此水也,五苓散主之。

五苓散方

澤瀉一兩一分　豬苓三分,去皮　茯苓三分　白术三分

桂二分,去皮

右五味,爲末,白飲服方寸匕,日三服,多飲煖水,汗出愈。

〔1〕癲眩　癲,《韻會》:癲同顛。顛,《說文·頁部》:"顛,頂也,從

頁真聲。"見《墨子·修身》"華髮隳巔"孫詒讓注。

癲眩，即頭目眩暈之謂。

按語　論述下焦水逆證治。臍下有悸，乃飲結下焦，氣化不行，水氣相摶所致，與奔豚病篇茯苓桂枝甘草大棗湯證，均有臍下悸之候，但前者有氣從少腹上衝之感；本證有吐涎沫而癲眩之狀，故用五苓散以化氣行水。

附方

《外臺》[1]茯苓飲　治[2]心胸中有停痰宿水，自吐出水後，心胸間虛氣，滿不能食，消痰氣，令能食。

茯苓　人參　白术各三兩　枳實二兩　橘皮二兩半[3]
生薑四兩

右六味，水六升，煮取一升八合，分溫三服，如人行八九里，進之。

〔1〕外臺　《外臺秘要》卷八作"延年"。

〔2〕治　《外臺秘要》卷八作"主"。

〔3〕二兩半　《外臺秘要》卷八作"乙兩半切"。

欬家其脉弦，爲有水，十棗湯主之。方見上。

夫有支飲家，欬煩，胸中痛者，不卒死，至一百日[1]一歲，宜十棗湯。方見上。

〔1〕日　醫統本下有"或"字，宜從。

按語　兩條論述痰飲欬嗽重證之治療。十棗湯乃攻逐水飲峻劑。飲邪內積上漬於肺，而久欬不止，或支飲久停，飲邪內盛，搏擊心肺之重證，正氣未損者，仍宜十棗湯，以見攻病不嫌峻，不待悠悠以待斃也。

《外臺秘要》卷九許仁則療欬嗽方門，載乾棗三味丸，方用大棗六十枚，葶藶、杏仁各一升，合搗蜜丸，桑白皮飲下七八九，日再服,稍稍加之,以大便通利爲度。觀方較平穩,因病久不任十棗湯攻下者,可酌用之。

久欬數歲,其脉弱者,可治;實大數者,死。其脉虛者,必苦冒,其人本有支飲在胸中故也,治屬飲家。

按語 久欬脉弱,脉證相符,正虛邪衰,故可治;若新病脉衰,或久病脉盛,則屬脉證不符,正虛邪盛,多屬難治。不獨欬家如此,百病皆然。

欬逆,倚息不得臥,小青龍湯主之。方見上及肺癰中。

按語 論述支飲欬嗽證治。上焦素有停飲,復感外寒,内飲外寒,壅塞肺氣,發爲欬逆倚息不得臥。治用小青龍湯以温肺散寒,逐飲止欬。

青龍湯下已,多唾口燥,寸脉沉,尺脉微,手足厥逆,氣從小腹上衝胸咽,手足痹,其面翕熱如醉狀,因復下流陰股,小便難,時復冒者,與茯苓桂枝五味子甘草湯,治其氣衝。

桂苓五味甘草湯方

茯苓四兩　桂枝四兩,去皮　甘草炙,叁兩　五味子半升

右四味,以水八升,煮取三升,去滓,分三温[1]服。

衝氣即低,而反更欬,胸滿者,用桂苓五味甘草湯,去桂加乾薑、細辛,以治其欬滿。

苓甘五味薑辛湯方

茯苓四兩　甘草　乾薑　細辛各叁兩　五味子半升

右五味,以水八升,煮取三升,去滓,温服半升,日三服[2]。

欬滿即止,而更復渴,衝氣復發者,以細辛乾薑爲熱藥也。服之當遂渴,而渴反止者,爲支飲也。支飲者,法當冒,冒者必嘔,嘔者復内半夏,以去其水。

桂苓五味甘草去桂加乾薑細辛半夏湯[3]方

茯苓四兩　甘草　細辛　乾薑各貳兩　五味子　半夏各半升

右六味,以水八升,煮取三升,去滓,温服半升,日三服[2]。

水去嘔止,其人形腫者,加杏仁主之。其證應内麻黃,以其人遂痺,故不内之。若逆而内之者,必厥,所以然者,以其人血虚,麻黃發其陽故也。

苓甘五味加薑辛半夏杏仁湯[4]方

茯苓四兩　甘草叁兩　五味子半升　乾薑叁兩　細辛叁兩　半夏半升　杏仁半升,去皮尖

右七味,以水一斗,煮取三升,去滓,温服半升,日三服。

若面熱如醉,此爲胃熱上衝,熏其面,加大黃以利之。

茯甘五味加薑辛半杏大黃湯[5]方

茯苓四兩　甘草叁兩　五味子半升　乾薑叁兩　細辛叁兩　半夏半升　杏仁半升　大黃叁兩

右八味,以水一斗,煮取三升,去滓,温服半升,日

三服。

〔1〕三溫　俞橋本作"溫三"。

〔2〕服　底本及趙開美本、醫統本、明仿宋本均脫。據俞橋本補加。下一"服"字同。

〔3〕桂苓五味甘草去桂加乾薑細辛半夏湯　趙開美本作"茯苓五味甘草去桂加薑辛夏湯"，明仿宋本、俞橋本作"桂苓味甘去桂四薑辛夏湯"。

〔4〕苓甘五味加薑辛半夏杏仁湯　趙開美本作"茯苓甘草五味薑辛湯"，明仿宋本、俞橋本作"苓芍薑味辛夏仁湯"。

〔5〕茯甘五味加薑辛半杏大黃湯　趙開美本作"茯甘薑味辛夏仁黃湯"，醫統本作"苓甘五味加薑辛半杏大黃湯"。

按語　五條承前條"欬逆，倚息不得臥"，服小青龍湯後，呈現種種變證。辨證上，對飲逆與衝氣鑑別，戴陽與胃熱互勘，虛實標本，錯綜復雜，須細緻分析，靈活處理；治療上，藥隨證轉，反映辨證施治之原則性與靈活性。并示支飲而又體虛者，禁用辛溫大散之劑，若不見其虛，或無視其虛，逆而用之者，必變證疊出。若醫者能抓住病機，隨證施治，尚可轉危爲安。此乃仲景臨證舉例以明飲邪之變，非誤治救逆之比，學者自當從中汲取經驗。

先渴後嘔，爲水停心下，此屬飲家，小半夏茯苓湯主之。方見上。

按語　前小半夏湯條，"嘔家本渴"爲因嘔傷津，故渴；本條爲"先渴後嘔"，乃胃有停飲，津不上承而渴，兩者雖均有渴證，但病機各異。

又膈間有水而卒嘔吐，爲水飲上犯所致，故心下痞而眩悸；此水飲停於心下，飲邪上逆，先渴而後嘔，雖主證同，兼證異，但病機則一，故均用小半夏加茯苓湯主治。

消渴小便利^{〔1〕}淋病脉證并治第十三

脉證九條　方六首

〔1〕利　《金匱要略衍義》作"不利"，可從。

提要　本篇闡述消渴、小便不利、淋三病之脉證與治療。

消渴爲渴而消水。所論除消渴病外，亦論熱病所致口渴證，以作比較，並示消渴病理、脉證及治療。

小便不利爲多種疾病之證候。淋病以小便淋瀝不暢爲主，本篇示其證候及治療禁忌。

厥陰之爲病，消渴^{〔1〕}，氣上衝^{〔2〕}心^{〔3〕}，心中疼熱，飢而不欲食，食即吐^{〔4〕}，下之不肯止^{〔5〕}。

〔1〕消渴　《釋名·釋疾病》："消瀝，瀝竭也。腎氣不周於胸胃中津潤消渴，故欲得水也"。消渴，一説指症狀，即渴飲無度；一説病名，即消渴病。此系前者。

〔2〕衝　《傷寒論·辨厥陰病脉證并治第十二》作"撞"。

〔3〕心　《脈經》卷八無。

〔4〕吐　醫統本、《傷寒論·辨厥陰病脉證并治第十二》下有"蚘"字。

〔5〕不肯止　《傷寒論·辨厥陰病脉證并治第十二》作"利不止"。

按語　本條與《傷寒論》厥陰病提綱，僅個別字句之差異。傷寒厥陰病消渴，爲熱病中之一時性證候，以區別於由漸而成之雜病消渴。《醫門法律·消渴論》云："《内經》有其論，無其治，《金匱》有論有治矣，而集書者，採《傷寒論》厥陰經消渴之文湊入，後人不能抉擇，斯亦不適於用也"。消渴起於厥陰，肝血虛而浮火易動，風火相搏，肺液耗，引水自救而消渴。故若誤以爲宿食而下之，脾濕隨下而利不止。可見是厥陰消渴，非陽明也。冠於篇首，則有助於審察異同，明確診斷也。

寸口脉浮而遲,浮即爲虛,遲即爲勞,虛則衛氣不足,勞則榮氣竭。趺陽脉浮而數,浮即爲氣,數即消穀而大堅[1],一作緊。氣盛則溲數,溲數即堅,堅數相搏,即爲消渴。

〔1〕大堅 《醫宗金鑑》云:"而大堅"句不成文,"大"字之下當有"便"字,必是傳寫之遺。"可從。

按語 消渴病系營衛兩虛積漸所致。病機則由營衛精氣不足,燥熱內生。故"寸口脉浮而遲"系指上焦營衛俱衰,氣血併虛,此屬上消虛證之脉候。趺陽脉候中焦,脉見浮數,乃胃氣熱盛之象,故消穀便堅,渴飲溲數,爲中消之證。《素問·陰陽別論》曰:"二陽結謂之消。"可以爲證。

本條兩見浮脉,但前者爲脉浮而弱,即浮而無力,屬氣不足;後者爲脉浮而數,即浮而有力且數,乃氣有餘。一虛一實,當予區別。

男子消渴,小便反多,以飲一斗,小便一斗,腎氣丸主之。方見腳氣中。

按語 論述腎虛消渴之證治。蓋腎陽不振,不能化水,飲水入體不化,故"小便亦一斗"矣。腎氣丸者,佐其氣則消渴自止。《存存齋醫話》謂:"陰氣凝結,津液不得上升,以致枯燥,治宜溫熱助陽,俾陰精上交陽位,如釜加薪,釜中之氣水上騰,而潤澤有立至者,仲聖以八味腎氣丸治消渴,亦此義。"臨證除多飲多尿外,並常伴腳腫,腰酸,消瘦,甚兼陽萎者,用腎氣丸酌予加味,多能見功。

腎虛消渴女子亦有,不可囿於"男子"兩字。

脉浮,小便不利,微熱,消渴者,宜利小便,發汗,五苓散主之。

渴欲飲水,水入則吐者,名曰水逆[1],五苓散主之。

方見上。

〔1〕水逆　言飲水上逆作吐。

按語　論述水與熱結,小便不利之證治。兩條均見於《傷寒論·太陽病》篇。雖同屬熱病中之消渴飲水證,但異於雜病消渴,於此,欲與栝蔞瞿麥丸證相比較。

兩條雖系停水所致,然前者因表邪未解,熱不得泄,以致膀胱氣化失職,見渴飲,小便不利;後者乃膀胱氣化失職在先,致水停於胃,津不上輸而渴,飲則拒而不納,故水入則吐。兩者病機雖異,而停水則一,故皆用五苓散利小便以泄水,水去則渴與嘔止。

渴欲飲水不止者,文蛤散主之。

文蛤散方

文蛤五〔1〕兩

右一味,杵爲散,以沸湯五合,和服方寸匕。

〔1〕五　明仿宋本、俞橋本作“四”。

按語　本條僅有渴飲不止,而無嘔與小便不利之證,不屬停水明矣。此乃熱傷津液致渴欲飲水,水入而不能消解其熱,以是反渴不止。故《金匱要略心典》云:“水反爲熱消,故渴不止。用文蛤之鹹寒,除熱潤下,生津止渴,挫其炎熱之勢,以根除其渴”。

淋之爲病,小便如粟狀〔1〕,小腹弦急〔2〕,痛引臍中。

〔1〕小便如粟狀　粟,粟米也,謂物之微小。《山海經·南山經》:“細丹沙如粟也”。謂小便排出細小如粟米屑狀物。

〔2〕弦急　弦,急也。即緊急之意。

按語　本條論述石淋之證狀。淋有五,即石淋、血淋、膏淋、勞淋、氣淋。石淋之作,尿中時挾砂石,小便艱澀,尿道刺痛窘迫,少腹拘急,或腰腹絞痛難忍,尿黃赤或帶血。故本條所述,實符石淋之證。

趺陽脉數,胃中有熱,即消穀引食,大便必堅,小便即數。

按語 消渴中消之脉證。中消以多食善饑,小便數爲主證,故《金匱要略心典》曰:"胃中有熱,消穀引飲,即後世所謂消穀善饑,爲中消是也,胃熱則液乾,故大便堅,便堅則水液獨走前陰,故小便數。"治重在胃,當與調胃承氣湯治之。《醫學心悟》曰:"治中消者,宜清其胃,兼滋其腎。""中消滋腎者,使相火不得攻胃也。"此説可信。

淋家不可發汗,發汗則必便血[1]。

〔1〕便血 言小便血。

按語 論淋家禁汗。膀胱與腎互爲表裏,膀胱腑熱,日久不解必傷營陰,淋病日久,縱有太陽表證,亦不可發汗。誤投辛溫發汗之藥,必助膀胱之熱,更傷營分之陰,陰虛火旺,灼傷陰絡而有尿血之變。

小便不利者,有水氣,其人若[1]渴,用栝蔞瞿麥丸[2]主之。

栝蔞瞿麥丸方

栝蔞根貳兩　茯苓　薯蕷各叁兩　附子一枚,炮　瞿麥乙兩

右五味,末之,煉蜜丸梧子大,飲服三丸,日三服,不知,增至七八丸,以小便利,腹中温爲知。

〔1〕若 醫統本作"苦"。

〔2〕栝蔞瞿麥丸 明仿宋本、俞橋本均作"後丸"。

按語 論述上燥下寒小便不利之證治。腎陽不足,則氣化無權,故小便不利,水停不行,故知有水氣,更因腎氣不足,不能

蒸化津液，陰不上承，上焦反生燥熱，所以其人口渴，此屬上燥下寒之證。上焦之燥，非潤不解，下焦之寒，非溫不消，栝蔞瞿麥丸溫陽不傷津，潤燥不傷陽，淡滲不傷陰，三者相反而相成，具化氣、利水、潤燥之功。然其證必腹中冷，腰以下有水腫，脉沉無熱。故云"腹中溫爲知"。

本條與五苓散證同屬水氣不化之證。然五苓散證系膀胱蓄水，病屬表，故小便不利，而兼脉浮微熱；本證系腎陽虛寒，病屬裏，故小便不利，而兼脉沉無熱。前口渴，乃氣不化津，故主化氣行水；後口渴爲津不上承，上焦燥熱，故利水而兼潤燥。

小便不利，蒲灰散主之，滑石白魚散，茯苓戎鹽湯並主之。

蒲灰散方

蒲灰七分　滑石叁[1]分
右二味，杵爲散，飲服方寸[2]匕，日三服。

滑石白魚散方

滑石貳分　亂髮貳分燒　白魚貳分
右三味，杵爲散，飲服半錢[3]匕，日三服。

茯苓戎鹽湯方

茯苓半斤　白术貳兩　戎鹽彈丸大，乙枚
右三味，先將茯苓、白术煎成，入戎鹽，再煎，分溫三服[4]。

〔1〕三　明仿宋本、俞橋本作[2]
〔2〕方寸　醫統本、俞橋本作"半錢"。
〔3〕半錢　趙開美本、明仿宋本作"方寸"。

〔4〕先將茯苓、白术煎成，入戎鹽，再煎，分溫三服 底本及校本脱。
據《四部備要》、《金匱要略心典》補。

按語 本條論述小便不利之治有三。小便不利其因不一，
臨證當細辨。淋病小便不利，莖中疼痛，小腹急痛者，用蒲灰散
以化瘀利竅泄熱。蒲灰即爲蒲黄。因下焦濕熱致小便不利，小
腹脹痛者，用滑石白魚散以散瘀止血，清熱利濕。白魚亦名衣
魚、蠹魚。小便不利、尿後餘瀝不盡，小腹脹滿者，用茯苓戎鹽湯
以益腎清熱，健脾利濕。

本條所用蒲灰、亂髮、白魚、戎鹽等藥，非一般通利之劑。考
《千金》治淋方，用蒲黄者有四，滑石有七，亂髮有二，戎鹽一；
《外臺》治淋方，用蒲黄有五，滑石二十一（其中兩者同用者有
三），亂髮有三，戎鹽者一，據此，可知本條所述之小便不利，系
指淋病所致。故所舉三方實爲治淋之劑。

渴欲飲水，口乾舌燥者，白虎加人參湯主之。方見中
暍中。

按語 消渴病者，必渴欲飲水，若飲後仍口乾舌燥者，乃肺
胃熱盛，津氣兩傷之候。蓋熱能傷津，亦易耗氣，氣虛不能化津，
津虧無以益氣，以是口乾舌燥而渴。治用白虎加人參湯以益氣
生津，清熱止渴。

脉浮，發熱，渴欲飲水，小便不利者，猪苓湯主之。

猪苓湯方

猪苓去皮　茯苓　阿膠　滑石　澤瀉各乙兩
右五味，以水四升，先煮四味，取二升，去滓，內膠烊
消，溫服七合，日三服。

按語 猪苓湯證與五苓散證相似，然病機有別。五苓散證
系熱初入，與水互結而津液未傷；猪苓湯證爲邪熱入久，水熱互

結而傷陰。前者先小便不利而致熱渴;後者因熱渴而致小便不利。故前者用五苓散化氣利水爲主,使氣化下行,則小便通而熱渴亦解;後者用猪苓湯以滋陰利水爲主,使陰津復平,則口渴自愈,清熱利水,則熱解而小便亦通。

水氣病脉證并治第十四

論七首 脉證五條 方八首

提要 本篇闡論水氣病,即今水腫病之脉證與治療。分風水、皮水、正水、石水、黄汗五種,以風水、皮水爲主。治療以腰以上腫發汗,腰以下腫利小便及可下之原則。

有心水、肝水、肺水、脾水、腎水及水分、血分和氣分之别,此皆同源異流,須據證詳辨。

師曰:病有風水、有皮水、有正水、有石水、有黄汗。風水,其脉自浮,外證骨節疼痛,惡風;皮水,其脉亦浮,外證胕腫,按之没指,不惡風,其腹如鼓,不渴,當發其汗。正水,其脉沉遲,外證自喘;石水,其脉自沉,外證腹滿不喘。黄汗,其脉沉遲,身發熱,胸滿,四肢頭面腫,久不愈,必致癰膿。

按語 水病之成,乃肺、脾、腎三臟功能之失調。肺失宣降,不能通調水道,下輸膀胱;脾失健運,不能運化水濕;腎失開闔,不能化氣行水,又腎爲水臟,爲胃之關,關門不利,則聚水而成水氣之病。故《景岳全書》卷二十二云:"凡水腫等證,乃肺脾腎三臟相干之病,蓋水爲至陰,故其本在腎;水化於氣,故其標在肺;水惟畏土,故其制在脾"。

風水與肺相關,水爲風激,因風而病水也;皮水,脾肺爲病，乃水氣停於皮中，與風水相類，屬表，故當因勢利導，從發汗而解。正水、石水，邪俱在裏，腎陽虛衰。正水爲水聚於內，乘陽之虛而侵及上焦；石水乃水氣因陰之盛而結於少腹，其治當以溫、下爲法。黃汗，汗出沾衣如蘗汁，得之濕熱交病，延久不愈，濕熱外蒸，營氣不通，腐敗氣血，釀成癰膿。

脉浮而洪，浮則爲風，洪則爲氣，風氣相搏，風强則爲隱疹[1]，身體爲癢，癢爲泄風[2]，久爲痂癩[3]；氣强則爲水，難以俛仰。風氣相擊，身體洪腫，汗出乃愈。惡風則虛，此爲風水；不惡風者，小便通利，上焦有寒，其口多涎，此爲黃汗。

〔1〕隱疹　即癮疹，《集韻·上聲隱第十九》：“皮外小起貌”。

〔2〕泄風　病證名，爲風邪外泄於表，身體瘙癢。《醫宗金鑑》卷二十一：“泄風，即今之風燥瘡是也”。

〔3〕痂癩　指疥瘡類皮膚病，因搔抓而結痂。

按語　素體鬱熱，外感風邪病毒，風與熱合，風偏勝而入血，發爲隱疹，癢而搔抓，日久化熱而成痂癩之疾；鬱熱偏盛，則表閉氣鬱而不能行水，故聚水而成風水之病，發爲身體洪腫，難以俛仰。汗出則風與水俱去矣，故愈。

寸口脉沉滑者，中有水氣，面目腫大，有熱，名曰風水。視人之目裹[1]上微擁[2]，如蠶[3]新臥起狀，其頸脉動，時時欬，按其手足上，陷而不起者，風水。

〔1〕裹　《金匱玉函二註》、《金匱要略論注》、《金匱要略心典》、《金匱要略淺注》、《金匱要略集注》均作“窠”。宜從。

〔2〕擁　與壅通，腫也。

〔3〕蠶　《脈經》卷八無。考《靈樞·水脹》篇：“水始起也，目窠上微腫，如新臥起之狀。”“蠶”當是衍字。

按語　風水脉浮，乃初起，表證爲甚，正能抗邪；沉滑者，爲水氣相結，風被水遏，腫勢甚劇。水氣滯留，衛氣被鬱，故面目腫大而發熱;水邪浸漬肺脾,則時時欬,皮膚按之凹陷而不起者,仍屬風水。

太陽病,脉浮而緊,法[1]當骨節疼痛,反不疼,身體反重而酸,其人不渴,汗出即愈,此爲風水。惡寒者,此爲極虛,發汗得之。渴而不惡寒者,此爲皮水。身腫而冷,狀如周痺[2],胸中窒,不能食,反聚痛,暮躁不得眠,此爲黄汗,痛在骨節。欬而喘,不渴者,此爲脾[3]脹,其狀如腫,發汗即愈。然諸病此者,渴而下利,小便數者,皆不可發汗。

〔1〕法　常也。

〔2〕周痺　病證名。病在血脉之中,上下游行,真氣不能周,故名。《靈樞·周痺》篇曰:"周痺者,在於血脉之中,隨脉以上,隨脉以下,不能左右,各當其所"。

〔3〕脾　注家多謂"肺"字之訛,是。

按語　風水在表,雖有類太陽傷寒之脉證,然寒水浸淫肌腠,更有身重而酸,不渴諸證,應使風水之邪從汗出而泄,但須其人正氣强盛,方能汗之而愈。不然,發汗傷陽,其表益虛而惡寒轉增。

皮水初起,邪尚在表,故不渴,日久水鬱化熱或氣不布津,則渴。病情有變,其證亦隨之而變。故病有疑似,應加鑒别,病無定候,須當全面觀察。

裏水者,　一身面目黄腫,其脉沉,小便不利,故令病水。假如小便自利,此亡津液,故令渴也。越婢加术湯主之。方見下[1]。

〔1〕下　醫統本作"中風",可從。

按語　此皮水挾熱之證。裏水,《脉經》卷八註云:"一云皮水"。故裏水爲皮水也。

　　脾虚水濕不運,肺氣失宣,則水道失於通調,而泛溢肌膚,故一身面目洪腫,小便不利,脉沉。水濕既不從汗解,又難自小便而泄,必鬱而化熱。用越婢加术湯者,以發汗行水,清熱除濕。

　　皮水有"其脉亦浮","其脉沉"。言浮者,乃病邪在表,得病之初,輕取而得;言沉者,乃水氣已盛,四肢俱腫,重按始得。臨證當據病情,綜合分析。

　　趺陽脉當伏,今反緊,本自有寒,疝,瘕,腹中痛,醫反下之,下之即胸滿短氣。

　　趺陽脉當伏,今反數,本自有熱,消穀,小便數,今反不利,此欲作水。

　　按語　水氣病亦可由宿疾、誤治而成。趺陽脉當伏,見緊爲寒盛於中,則疝瘕腹中痛,當温而反苦寒下之,必更傷陽氣,致陰寒上逆,而胸滿短氣;伏而反數,乃脾胃鬱熱,當消渴小便數,反小便不利,爲水熱互結,故欲作水。

　　寸口脉浮而遲,浮脉則熱,遲脉則潛,熱潛相搏,名曰沉。趺陽脉浮而數,浮脉即熱,數脉即止,熱止相搏,名曰伏。沉伏相搏,名曰水。沉則絡脉虚,伏則小便難,虚難相搏,水走皮膚,即爲水矣。

　　按語　此水氣所成之理。邪熱内伏,而無外達之機,停滯於内,而無運行之勢,故脉浮轉沉。熱留於内,與水氣相搏,則水因而停留,故數脉變伏,氣亦不暢行,則絡脉空虚;熱止於中,則陽氣不化而小便難。水氣不化,則惟有走皮膚,而成水氣病矣。

　　寸口脉弦而緊,弦則衛氣不行,即惡寒,水不沾流[1],走於腸間。

　　少陰脉緊而沉,緊則爲痛,沉則爲水,小便即難。脉得諸沉,當責有水,身體腫重。水病脉出[2]者,死。

〔1〕水不沾流　沾,《説文・水部》:"沾,　一曰益也。"水不沾流,即水液不能遁常道流行。

〔2〕脉出　謂脉暴出而無根,上有而下絶無。乃陰盛於内,陽越於外,真氣涣散之象。

按語　寒氣外束,衛陽被鬱,肺失宣化而通調失職,故來自水穀之津,失於運行,滯留腸間而成水氣病。

腎陽不足,寒自内生,氣化失司,三焦壅閉,決瀆無權,小便即難,水即泛溢。故《素問・水熱穴論》謂:"其本在腎,其末在肺,皆積水也"。

水氣病者,其脉多沉,乃水溢皮膚,脉絡被遏,營衛受阻故也。然陰寒内盛之證,其脉多沉,非獨水氣。必身體腫重而脉沉,始斷爲水氣。

水病脉沉反暴出而盛大無根,乃陰盛於内,真氣離根,脱散於外,預後多屬不良。不獨水病,凡病勢深沉而脉突轉躁盛者,皆爲脉證相反之危候。

夫水病人,目下有卧蠶,面目鮮澤,脉伏,其人消渴。病水腹大,小便不利,其脉沉絶者,有水,可下之。

按語　腹大,小便不利,脉沉絶,爲水氣病可下之脉證。乃水氣内盛,陽氣被阻,氣不化津而渴飲,致水積愈多,溢於腹内,腹随增大;水壅於内,氣不化水而小便不利,水勢太盛,陽鬱不展,故脉沉伏不出,裏水已成矣,當可下之。"可下之"乃斟酌之詞,謂正氣未大衰,而見諸證者,可任攻下;如邪實正虛,不任攻下者,則宜温陽利水。

問曰:病下利後,渴飲水,小便不利,腹滿因腫[1]者,何也？答曰:此法當病水,若小便自利及汗出者,自當愈。

〔1〕因腫　《脈經》卷八作"陰腫"。宜從。謂系前陰浮腫。

按語　下利後脾虛津傷,故渴而飲水以自救,土虛無以制水而妄行。若小便自利及汗出者,則水津輸布,何水病之有? 惟小便不利,則水無從出,故必病水。大凡病後傷津,渴欲飲水,小便不利者,皆當防病水也。

心水者,其身重而少氣,不得臥,煩而躁,其人陰腫。

肝水者,其腹大,不能自轉側,脇下腹痛,時時津液微生,小便續通。

肺水者,其身腫,小便難,時時鴨溏。

脾水者,其腹大,四肢苦重,津液不生,但苦少氣,小便難。

腎水者,其腹大,臍腫腰痛,不得溺,陰下濕如牛鼻上汗,其足逆冷,面反瘦。

按語　此論五臟水之證候。五臟水,乃五臟受水氣侵凌,所現與五臟有關之證候,實非五臟有水。

師曰:諸有水者,腰以下腫,當利小便;腰以上腫,當發汗乃愈。

按語　發汗、利小便乃治水氣實證之常法,即《素問·湯液醪醴論》謂"開鬼門、潔淨府"法,皆因勢利導之治。凡病位在下、在裏屬陰者,當利小便,以利身半以下之水氣;在上在表而屬陽者,當發汗,以泄身半以上之水氣。

師曰:寸口脉沉而遲,沉則爲水,遲則爲寒,寒水相搏。跌陽脉伏,水穀不化,脾氣衰則鶩溏,胃氣衰則身腫。少陽[1]脉卑[2],少陰脉細,男子則小便不利,婦人則經水不通。經爲血,血不利則爲水,名曰血分。

〔1〕少陽　脉診何處,注家尚無定論。《金匱要略論注》云:"少陽

者,左關胆脉也";《沈注金匱要論》爲右尺少陽;《金匱直解》曰:"少陽者,三焦也";《金匱要略心典》曰:"少陽者,生氣也"。或謂少陽系指和髎部位之脉,在上耳角根之前,鬢髮之後,即耳門微前上方。此説每可参。

〔2〕脉卑 即脉沉而弱,示營血不足。

按語 寸口主肺,爲陽,沉遲脉見於寸口,乃陽氣爲寒水所阻,肺氣不宣,治節失常,水濕泛溢而爲水氣病。趺陽候脾胃,伏而不起者,脾胃虚弱,水穀不化,水濕失運而浸漬肌膚,則爲水氣。少陽沉弱,爲三焦決瀆無權;少陰腎脉細乃腎虚血少,婦人經不通,則氣不行水而病水氣,病雖在水,實發於血,故名爲血分。

本條後,後世注本,據《脈經》卷九,補原文兩條,以明水分、血分之異。兹録於右,以資參考:

師曰:寸口脉沉而數,數則爲出,沉則爲入,出則爲陽實,入則爲陰結;趺陽脉微而弦,微則無胃氣,弦則不得息;少陰脉沉而滑,沉則爲在裏,滑則爲實,沉滑相搏,血結胞門,其藏不瀉,經絡不通,名曰血分。

問曰:病有血分、水分,何也? 師曰:經水前斷後病水,名曰血分,此病難治;先病水,後經水斷,名曰水分,此病易治。何以故? 去水,其經自下。

問曰:病者苦水,面目身體四肢皆腫,小便不利,脉之,不言水,反言胸中痛,氣上衝咽,狀如炙肉[1],當微欬喘,審如師言,其脉何類?

師曰:寸口脉沉而緊,沉爲水,緊爲寒,沉緊相搏,結在關元,始時當微,年盛不覺,陽衰之後,榮衛相干,陽損陰盛,結寒微動,腎氣上衝,喉咽塞噎,脅下急痛。醫以爲留飲而大下之,氣擊不去,其病不除。後重吐之,胃家虚煩,咽燥欲飲水,小便不利,水穀不化,面目手足浮腫。

又與葶藶丸下水,當時如小差,食飲過度,腫復如前,胸脇苦痛,象若奔狀,其水揚溢,則浮欬喘逆。當先攻擊[2]衝氣,令止,乃治欬;欬止,則喘自差。先治新病,病當在後。

〔1〕狀如炙肉　如烤肉阻塞咽中。

〔2〕攻擊　攻,《説文·支部》:"攻,擊也",《考工記》:"攻木、攻皮、攻金"。注曰:攻,猶治也。擊,治也。見《易蒙》魏·王弼注。

按語　舉一案例論述水氣病形成經過、誤治及衝氣與水氣并發先後治法,以啓迪後人對水氣病應分清緩急先後而施治。應先觀每一問語,次觀其層層推測之微妙,庶可得其診法模例。而治病之法,必當辨虛實緩急,倘始而不慎,乃有誤治之變。救逆之法,當宗"先治其卒病,後乃治其痼疾"之旨。

風水脉浮,身重,汗出惡風者,防己黄耆湯主之。腹痛加芍藥[1]。

防己黄耆湯方[2]

防己乙兩　黄耆乙兩乙分[3]　白术叁分[4]　甘草半兩,炙[5]

右剉[6],每服[7]五錢匕,生薑四片,棗一枚,水盞半,煎取八分,去滓,温服,良久再服[8]。

〔1〕本條并見於前《痙濕暍病脉證第二》,"風水"作"風濕"。方後無"腹痛者加芍藥"六字。

〔2〕方　醫統本下有"方見濕病中",無藥物及煮服法。

〔3〕分　《痙濕暍病脉證第二》下有"去蘆"二字。

〔4〕三分　《痙濕暍病脉證第二》作"七錢半"。

〔5〕炙　《痙濕暍病脉證第二》作"炒"。

〔6〕剉　《痙濕暍病脉證第二》下有"麻豆大"三字。

〔7〕服　《痙濕暍病脉證第二》作"抄"。

〔8〕服 《痓濕暍病脉證第二》下有"喘者加麻黄半兩。胃中不和者,加芍藥三分。氣上衝者加桂枝三分。下有陳寒者,加細辛三分。服後當如蟲行皮中,從腰下如水,坐被上,又以一被繞腰以下,温令微汗差。

按語 本條與前《痓濕暍病脉證第二》之防己黄耆湯證,原文僅"濕"和"水"之異。但前者論水濕在表,以關節疼痛爲主證;本條言風水在表,以面目腫,按其手足上陷而不起爲特徵。雖同屬表虛,病機一致,同用一方,實爲異病同治之法。

風水惡風,一身悉腫,脉浮不渴,續自汗出,無大熱,越婢湯主之。

越婢湯方

麻黄六兩　　石膏半斤　　生薑叁兩　　大棗十五枚　　甘草貳兩

右五味,以水六升,先煮麻黄,去上沫,内諸藥,煮取三升,分温三服。惡風者,加附子一枚炮;風水加术四兩。《古今錄驗》。

按語 風水表虛用防己黄耆湯,風水表實用越婢湯。兩證雖同屬風水,皆有汗出惡風證,然其理不同,故其治亦異,但藥後可達汗出而解之目的則同。

皮水爲病,四肢腫,水氣在皮膚中,四肢聶聶動[1]者,防己茯苓湯主之。

防己茯苓湯方

防己叁兩　　黄耆叁兩　　桂枝叁兩　　茯苓六兩　　甘草貳兩
右五味,以水六升,煮取二升,分温三服。
〔1〕聶聶動　與瞤動略同。

按語 此皮水之證治。皮水乃水走皮膚,其證爲脉浮,不

129

渴,無汗,不惡風,腹大浮腫,按之没指,或渴而不惡寒,身腫而冷諸證。

若水氣浸淫四末,壅遏衛氣,陽氣被鬱,邪正相爭,則可見四肢聶聶而動。

防己茯苓湯乃防己黄耆湯去术加桂枝、茯苓。桂苓相配以驅肌表之水。《金匱要略心典》云:"桂枝得茯苓則不發表而反利水。"故本方專主肌表有水氣,而防己黄耆湯則主表裏均有水氣。

裏水,越婢加术湯主之;甘草麻黄湯亦主之。

越婢加术湯方見上於内加白术四兩,又見脚氣中。

甘草麻黄湯方

甘草貳兩　麻黄四兩

右二味,以水五升,先煮麻黄,去上沫,内甘草,煮取三升,温服一升,重覆[1]汗出,不汗,再服,慎風寒。

〔1〕重覆　重,再也。《廣雅·釋名》。覆,猶被也,見《漢書·鄒陽傳》顔注。重覆,謂再復以被,使之汗出。

按語　裏水,當是皮水。皮水一身面目浮腫,小便不利,脉沉。兼裏熱,有汗口渴者,用越婢加术湯;表實無熱,無汗不渴者,用甘草麻黄湯。

水之爲病,其脉沉小,屬少陰;浮者爲風,無水,虚脹者,爲氣。水,發其汗即已。脉沉者,宜麻黄附子湯;浮者,宜杏子湯。

麻黄附子湯方

麻黄叁兩　甘草貳兩　附子乙枚,炮

右三味,以水七升,先煮麻黄,去上沫,内諸藥,煮取二升半,溫服八分,日三服。

杏子湯方未見。恐是麻黃杏仁甘草石膏湯。

按語 論述正水與風水之不同治法,並論水氣與氣脹之鑒別。

注家對本條見解不一。《金匱玉函二注》、《傷寒金匱發微合刊》認爲是氣水之治法,並將原文標點爲"浮者爲風,無水,虛脹者爲氣水";《金匱要略心典》言腎水與風水治法;《金匱要略淺注》言正水治法;二氏將原文標點爲"無水虛脹者爲氣,水發其汗即已";《高注金匱要略》、《金匱要略方論本義》在"水"下加"病"字,作"水病發其汗即已";《醫宗金鑑》卷二十一認爲本條是風水治法,幷將氣水之"氣"字,當是"風"字;《金匱今釋》則言全條皆是水病,不應攙入氣病,"無水虛脹者爲氣水"一句,直是衍文。編者以爲《金匱要略心典》所注"其無水而虛脹者,則爲氣而非水病矣。氣病不可發汗,水病發汗則已。"頗爲合理。此爲仲景舉氣病虛脹一證,示人當與水病相鑒別。因無水之虛脹是爲氣病,治當溫運中氣,與水病之近於外而宜發汗者,迥異。

厥而皮水者,蒲灰散主之。方見消渴中。

按語 "厥而皮水者",此句注家諸說紛紜。《金匱玉函二注》曰:"厥者逆也,由少陰經逆上入肺,肺與皮毛合,故逆氣溢出經絡,經絡之血泣,與腎氣合,化而爲水,充滿於皮膚,故曰皮水,"《金匱要略方論本義》謂:"厥爲陽虛陰盛之證,乃衛陽外虛之厥也,皮水之邪既盛,必溢於四肢,周身之衛氣凝滯不行矣,故令得厥。"《金匱要略心典》云:"厥而皮水者,水邪外盛,隔其身中之陽,不行於四肢也。"《高注金匱要略》曰:"因胃中先屯正水,水久化熱,熱水閉塞胃腸,不與經表之氣順接,故厥。然厥者皮氣外虛,正水乘虛蒸冒,而成皮水之證矣,故曰厥而皮水。"《金匱要略淺注》曰："逆而不順謂之厥。此言皮水潰爛謂之厥。"通觀仲景全書，陳氏之說，別無例證。當以尤氏之論爲是。

問曰：黃汗之爲病，身體腫，一作重。發熱汗出而渴，狀如風水，汗沾衣，色正黃如蘗[1]汁，脉自沉，何從得之？師曰：以汗出入水中浴，水從汗孔入，得之，宜耆芍桂酒湯主之。

黃耆芍藥桂枝苦酒湯[2]方

黃耆五兩　芍藥叁兩　桂枝叁兩

右三味，以苦酒一升，水七升，相和，煮取三升，温服一升，當心煩，服至六七日，乃解。若心煩不止者，以苦酒阻故也。一方用美酒醯代苦酒。

〔1〕蘗　趙開美本作"藥"。

〔2〕黃耆芍藥桂枝苦酒湯　趙開美本作"黃耆芍桂苦酒湯"。明仿宋本、俞橋本作"黃耆桂苦酒湯"。

按語　黃汗之病類風水，而以汗出色黃如蘗汁，汗沾衣爲其特徵，由寒濕遏鬱汗液於肌膚，爲熱所蒸而成。故用耆芍桂酒湯調和營衛，祛散水濕。

黃汗之病，兩脛自冷；假令發熱，此屬歷節。食已汗出，又身常暮[1]盜汗出者，此勞氣[2]也。若汗出已，反發熱者，久久其身必甲錯；發熱不止者，必生惡瘡。若身重汗出已，輒輕者，久久必身瞤，瞤即胸中痛，又從腰以上必汗出，下無汗，腰髖弛痛，如有物在皮中狀，劇者不能食，身疼重，煩躁，小便不利，此爲黃汗。桂枝加黃耆湯主之。

桂枝加黄耆湯方

桂枝　芍藥各叁兩　甘草貳兩　生薑叁兩　大棗十二枚　黄耆貳兩

右六味,以水八升,煮取三升,温服一升,須臾飲熱稀粥一升餘,以助藥力,温服[3]取微汗;若不汗,更服。

〔1〕暮　醫統本下有“卧”字。宜從。

〔2〕勞氣　醫統本作“榮氣”。“勞氣”與“榮氣”諸注所説不一。《金匱直解》云:“其食已汗出,爲胃氣外泄,暮而盗汗,爲營氣内虚,又屬虚勞之證。”榮氣者,乃榮衛之氣;勞氣者乃屬虚勞之證,兩者一爲病機,一作病證,可互參。其説宜從。

〔3〕服　醫統本作“覆”。

按語　耆芍桂酒湯之與桂枝加黄耆湯,皆爲治黄汗而設,具宣達陽氣,排泄水濕之功。然前者爲周身汗出,表氣已虚,故君黄耆以固表;後者乃汗出不透,腰以上有汗,腰以下無汗,故以桂枝湯解肌和營衛爲君。

師曰:寸口脉遲而濇,遲則爲寒,濇爲血不足。趺陽脉微而遲,微則爲氣,遲則爲寒,寒氣不足,則手足逆冷;手足逆冷,則榮衛不利;榮衛不利,則腹滿脇鳴相逐[1],氣轉膀胱,榮衛俱勞;陽氣不通,即身冷,陰氣不通,即骨疼;陽前通[2],則惡寒,陰前通[2],則痺不仁;陰陽相得,其氣乃行,大氣[3]一轉,其氣乃散;实則失氣,虚則遺尿,名曰氣分。

〔1〕脇鳴相逐　脇鳴,《金匱直解》、《金匱要略本義》、《醫宗金鑑》均作“腸鳴”爲是。相逐,不止之意。脇鳴相逐,謂腸鳴不止。

〔2〕前通　前,《説文段注》:前古假借作剪,斷也。前通,即斷絶流通之意。

〔3〕大氣　爲膻中之宗氣。

按語　氣分病乃陽氣衰微，大氣不轉，爲水寒之氣乘陽之虛而病在氣分，其與水病，同出一源。水氣關係密切，水得陽則化爲氣，氣得陰則化爲水；陰陽須相得而不可相失，陰陽相得，上下內外之氣暢通；陰陽相失，則手足逆冷，腹滿，腸鳴失氣，遺尿諸證疊出。故大氣振奮，則水寒凝結之氣自散；若氣分病久不愈，則轉爲水病矣。

氣分，心下堅大如盤，邊如旋杯，水飲所作。桂枝去芍藥加麻辛附子湯主之。

桂枝去芍藥加麻黄細辛附子湯方

桂枝叁兩[1]　生薑叁兩　甘草二兩　大棗十二枚　麻黄　細辛各二兩　附子乙枚,炮

右七味，以水七升，煮麻黄，去上沫，內諸藥，煮取二升，分溫三服。當汗出，如蟲行皮中，即愈。

心下堅大如盤，邊如旋盤，水飲所作，枳术湯主之。

枳术湯方

枳實七枚　白术二兩

右二味，以水五升，煮取三升，分溫三服，腹中耎，即當散也。

〔1〕叁兩　底本脱，據趙開美本補。

按語　兩條論述氣分病證治。氣分病以心下堅，大如盤，邊如旋杯爲主證，乃陽氣不足水飲停聚而致，但前者屬表裏同病，寒氣凝滯與水飲相搏，氣無形，故以辛甘散之，用桂枝去芍藥加麻辛附子湯；後者乃病在中焦，脾弱氣滯，轉輪失職，水飲痞結，飲有形，故當溫以運之，苦以泄之，用枳术湯。

附方

《外臺》防己黃耆湯[1]　治風水,脉浮爲在表,其人或頭汗出,表無他病,病者但下重,從腰以上爲和,腰以下當腫及陰,難以屈伸。方見風濕中。

〔1〕《外臺》防己黃耆湯　《外臺秘要》卷二十載《深師》木防己湯方,主治與此同,其方藥味與本書《痓濕暍病脉證第二》所載防己黃耆湯同,惟其用量稍異,作"生薑三兩,大棗十二枚,擘,白术四兩,木防己四兩,甘草二兩炙,黃耆五兩"方後細註云:"此本仲景《傷寒論》方"。

黃疸病脉證并治第十五

論二首　脉證十四條　方七首

提要　本篇闡論黃疸病脉證及治法。黃疸病以身目發黃爲其主證。有黃疸、穀疸、酒疸、女勞疸之分,其因有濕熱、寒濕、火劫、燥結、女勞以及虛黃等,但以濕熱爲多,治療以清熱利濕爲主,諸法貫穿其中。

寸口脉浮而緩,浮則爲風,緩則爲痹,痹非中風,四肢苦煩,脾色必黃,瘀熱以行。

按語　此以脉證論黃疸病機。黃疸之作,不離乎濕與熱。脉浮則爲熱,脉緩則爲濕,濕熱閉鬱脾胃,熏蒸於外,則身目發黃,而爲黃疸。《傷寒論·陽明病》篇云:"傷寒,脉浮而緩,手足自溫者,是爲繫在太陰,太陰者,身當發黃"。傷寒與雜病其病因雖有不同,然脾主運化水濕,如濕熱久鬱,脾失運化,則身必發黃,其理則一。

趺陽脉緊而數,數則爲熱,熱則消穀,緊則爲寒,食即爲滿。尺脉浮爲傷腎，趺陽脉緊爲傷脾。風寒相搏，食穀即眩，穀氣不消，胃中苦濁[1]，濁氣下流，小便不通，陰被其寒，熱流膀胱，身體盡黃，名曰穀疸。額上黑，微汗出，手足中熱，薄暮即發，膀胱急，小便自利，名曰女勞疸；腹如水狀不治。心中懊憹而熱，不能食，時欲吐，名曰酒疸。

〔1〕苦濁　苦，病也。《莊子·達生》：“以爲有苦而欲死也”。濁，指濕熱。下“濁氣”同。

按語　再論黃疸病機及分類與證候。趺陽脉以候脾胃，脉見緊數，是爲胃熱脾濕，濕熱鬱蒸，固能發黃，然腎熱而脾濕，亦可致黃。蓋尺脉當沉而反浮，乃腎虛有熱之候，更挾脾濕，濕熱下流，水道不利，而無由外泄，遂鬱而成黃。故黃疸之由，總不離乎濕熱，濕與熱鬱，熏蒸外溢而爲身目發黃之黃疸病。

穀疸以食穀即眩爲主證，酒疸則心中懊憹，女勞疸以額上黑爲其候。然穀疸、酒疸皆小便不利，獨女勞疸則小便自利。

陽明病，脉遲者，食難用飽，飽則發煩頭眩，小便必難，此欲作穀疸。雖下之，腹滿如故，所以然者，脉遲故也。

按語　論述濕從寒化欲作穀疸病機。太陰脾氣虛寒，水穀運化失權，變生濕濁，填塞於中，礙於升清降濁，濕濁不泄，泛濫發黃而爲寒濕之穀疸。脉遲乃太陰虛寒故也，治當溫運，若誤用攻下，則更傷脾陽。

夫病酒黃疸，必小便不利，其候心中熱，足下熱，是其證也。

酒黃疸者，或無熱，靖言了[1]，腹滿欲吐，鼻燥。其脉浮者，先吐之；沉弦者，先下之。

酒疸，心中熱，欲嘔者，吐之愈。

〔1〕請言了　趙開美本作"請言小",醫統本作"靖言了";《脈經》卷八、《千金方》卷十俱作"靖言了了",爲是。靖,古"静"字,安定也。言了了,謂語言不亂。

按語　黃疸病必小便不利,若自利,則濕熱自有出路,不作黃也。

酒疸乃濕熱內蘊而致,病機有在上、在中、在下之異,故其有欲吐,鼻燥,心中熱,腹滿諸證。治療則因勢利導之:病勢趨於上,當先用吐法;病勢趨於下,則先用下法。候吐或下後,再清餘熱,以善其後。

酒疸下之,久久爲黑疸,目青面黑,心中如噉蒜虀狀,大便正黑,皮膚爪之不仁,其脉浮弱,雖黑微黃,故知之。

按語　此酒疸誤下變爲黑疸。非獨酒疸誤下可成黑疸,大凡黃疸失治誤治,皆可變成黑疸。故《諸病源候論》卷十二云:"夫黃疸、酒疸、女勞疸,久久多變爲黑疸"。臨證當慎之。

師曰:病黃疸,發熱煩喘,胸滿口燥者,以病發時,火劫其汗[1],兩熱所得[2]。然黃家所得,從濕得之。一身盡發熱而黃[3],肚熱,熱在裏,當下之。

〔1〕火劫其汗　謂用艾灸、溫鍼或熏法等火攻之法,强迫出汗。

〔2〕兩熱所得　謂火與熱相互搏結。

〔3〕而黃　醫統本、明仿宋本、俞橋本作"面黃"。

按語　誤用火攻致黃證治。濕熱內鬱,當清解,反火劫迫汗,火與熱搏而燥化。若黃疸一身盡熱,腹中熱者,乃熱結於內,裏熱成實,非下無以去其熱,可以大黃硝石湯瀉其熱。或採用梔子大黃湯,凉膈散。

脉沉,渴欲飲水,小便不利者,皆發黃。

腹滿,舌痿黃,燥[1]不得睡,屬黃家。舌痿疑作身痿。

〔1〕燥　醫統本作"躁"，燥通躁。

按語　此寒濕發黃之證候。太陰寒濕，脾土失運，腹滿而軟，濕鬱中焦，胃不和而躁臥不安，此寒濕傷脾而成瘀黃之候。

黃疸之病，當以十八日爲期，治之十日以上瘥，反極〔1〕爲難治。

〔1〕極　醫統本作"劇"，是。

按語　脾土寄旺於四季之末各十八日，故以土旺之數，作黃病之期。脾氣旺則虛者當復，實者當通則解。治之十日以上瘥者，邪淺而正勝之則易治，否則邪反勝正而增劇，所謂病勝臟也，故曰難治。

疸而渴者，其疸難治；疸而不渴者，其疸可治。發於陰部，其人必嘔；陽部，其人振寒而發熱也。

按語　此以渴不渴推斷疸之預後，以嘔與寒熱辨病之屬表屬裹。黃疸口渴爲濕熱相持，邪重熱盛，病勢方張，故難治；不渴乃邪淺熱輕，正已勝邪則易治。病邪在裹，濕熱鬱阻，胃氣上逆必嘔；濕鬱過肌表，營衛怫鬱故其人振寒而發熱也。

穀疸之爲病，寒熱不食，食即頭眩，心胸不安，久久發黃，爲穀疸。茵陳蒿湯主之。

茵陳蒿湯方

茵陳蒿六兩　梔子十四枚　大黃貳兩

右三味，以水一斗，先煮茵陳，減六升，內二味，煮取三升，去滓，分溫三服。小便當利，尿如皂角汁狀，色正赤，一宿腹減，黃從小便去也。

按語　此穀疸濕熱并盛之證治。茵陳蒿湯爲濕熱黃疸正治方。此證由於陽明穀氣不消，濕熱瘀鬱，故有寒熱不食等證。用苦寒通泄爲法。本方不僅茵陳用量重，而且特別指出"先煮茵陳……

小便當利……尿如皂角汁狀,色正赤……黄從小便去"。

黄家日晡所發熱,而反惡寒,此爲女勞得之。膀胱急,少腹滿,身盡黄,額上黑,足下熱,因作黑疸。其腹脹如水狀,大便必黑,時溏,此女勞之病,非水也。腹滿者難治。消石礬石散主之。

消石礬石散方

消石　礬石燒,等分

右二味,爲散,以大麥粥汁,和服方寸匕,日三服,病隨大小便去,小便正黄,大便正黑,是候也。

按語　此女勞疸而兼瘀血之證。女勞疸係腎虛而内熱,非陽明日晡發熱而反惡寒也,故見膀胱急,少腹滿,身盡黄,額上黑,足下熱諸證;腹脹似水狀,非水也,乃瘀血内停,故必兼大便黑,時溏,此瘀血之明證。用硝石消瘀活血,礬石卻水勝濕,調以麥粥者,以防傷胃而耗血也。

酒黄疸,心中懊憹,或熱痛,梔子大黄湯主之。

梔子大黄湯方

梔子十四枚　大黄乙[1]兩　枳实五枚　豉乙升

右四味,以水六升,煮取二升,分溫三服。

〔1〕乙　明仿宋本、俞橋本作"二"。

按語　梔子大黄湯爲治熱積成實之酒疸,達上下分消之功,與茵蔯蒿湯相較,法同而功異。本方泄熱除煩,病在心下,以心中懊憹或熱痛爲證;茵蔯蒿湯泄熱去滿,力專下行,病在腹中,以心胸不安,腹滿爲主證,臨證當細辨。

凡屬實熱在裏或濕熱瘀滯之黄疸,常大黄單用或配合他藥,不僅能改善證狀,消退黃疸,且降酶亦甚有效。服用後,便時雖有腹痛,便次亦加多,但得便後,腹痛即止而全身常有舒和感,往往便後肝區痛亦輕減。可見大黃不僅具有活血、袪瘀、瀉下、降氣、利尿、退黃、清熱、解毒多種作用,且用之得當,確能袪邪而不傷正。可作論黃疸下裏實之參考。

諸病黃家,但利其小便。假令脉浮,當以汗解之,宜桂枝加黃耆湯主之。方見水病中。

按語 黃疸諸病,多因濕熱,必小便不利,利其小便,使濕熱得解,乃黃疸正治之法。然脉浮則邪尚在表,宜當汗解,用桂枝加黃耆湯。桂枝湯以調和營衛,解表邪,加黃耆以助氣行濕。然黃疸用汗法必需四診合參,選方確當。《傷寒論》麻黃連翹赤小豆湯治瘀熱在裏,餘邪未盡之黃,亦解表退黃之法。

諸黃,猪膏髮煎主之。

猪膏髮煎方

猪膏半斤　亂髮如雞子大三枚

右二味,和膏中煎之,髮消藥成[1],分再服,病從小便出。

〔1〕和膏中煎之,髮消藥成　《外臺秘要》卷四作"内髮膏中煎之,髮消盡研,絞去膏細滓"。

按語 歷代醫家於"諸黃"之說,多有質疑。按方中猪脂潤燥,血餘消瘀結,利便,故黃疸屬濕熱者不宜用。當爲痿黃證之胃腸燥結者而設。讀《愛廬醫案》有用本方治肌膚舌質盡黑,手指映日俱黯,強壯之年腎陽不舉,體腴而腰軟不耐久坐,脉弱,神疲,納減,足冷之女勞黑疸,並予煎藥方同服之醫案,可爲探討本方用法之一助。

黃疸病,茵蔯五苓散主之。一本云茵蔯湯及五苓散并主之。

茵蔯五苓散方

茵蔯蒿末十分　五苓散五分。方見痰飲中。

右二物和,先食飲方寸匕,日三服。

黃疸腹滿,小便不利而赤,自汗出,此爲表和裏實,當下之,宜大黃硝石湯。

大黃硝石湯方

大黃　黃蘗　硝石各四兩　梔子十五枚

右四味,以水六升,煮取二升,去滓,内消,更煮取一升,頓服。

按語　此黃疸熱盛裏實之證治。黃疸腹滿,小便不利而赤,乃濕鬱化熱,熱盛於裏之徵。自汗出爲表邪從汗解,裏有實熱,迫津外泄之故,其證應腹及脇下脹滿,拒按,二便不利,脉滑數有力者,大黃硝石湯具清熱通便,利濕除黃之功,適於黃疸熱勝而病重者。

黃疸病,小便色不變,欲自利,腹滿而喘,不可除熱,熱除必噦。噦者,小半夏湯主之。方見痰飲[1]中。

〔1〕痰飲　底本、趙開美本、明仿宋本及俞橋本作"消渴",誤。據醫統本改。

按語　此虛寒黃疸,誤用苦寒除熱之劑,致中陽抑遏,胃氣欲伸不能而變呃逆之證。小半夏湯溫中和胃,降逆止嘔,乃治標之法,非黃疸之正治,候呃逆止,當再治其疸。

諸黃,腹痛而嘔者,宜柴胡湯。必小柴胡湯,方見嘔吐中。

按語　此黃疸見少陽之證治。黃疸之屬土壅木鬱者,多腹痛而兼嘔,以柴胡湯調之。若腹痛兼嘔有潮熱,大便較鞕者,可用大柴胡湯;若無潮熱,大便正常者,可用小柴胡湯。

男子黃,小便自利,當與虛勞小建中湯。方見虛勞中。

按語　此是中虛失運,血不外榮,并非濕熱發黃,應屬虛勞痿黃一類。故宜補脾建中。《類證治裁》有"疸久不愈當補脾"之說。可見補土之小建中湯治黃,一般多用於痿黃,然亦可用於黃疸,均宜據證而論。

附方

瓜蒂湯　治諸黃。方見喝病中。

《千金》[1]麻黃醇酒湯　治黃疸。

麻黃三兩[2]

右一味,以美清酒五升,煮取二升半,頓服盡[3],冬月[4]用酒[5],春月[6]用水煮之[7]。

〔1〕《千金》　《千金方》卷十作"治傷寒出表,發黃疸";《外臺秘要》卷四作"仲景《傷寒論》黃癉"。

〔2〕三兩　《外臺秘要》卷四作"一大把去節"。

〔3〕頓服盡　《千金方》卷十作"盡服之,溫覆汗出即愈"。《外臺秘要》卷四下有"古今方云,傷寒熱出表,發黃疸,宜汗之則愈"十七字。

〔4〕月　《千金方》卷十下有"寒時"二字。

〔5〕酒　《千金方》卷十上有"清"字。

〔6〕月　《千金方》卷十下有"宜"字;《外臺秘要》卷四作"宜"字。

〔7〕煮之　《千金方》卷十無。《外臺秘要》卷四下有"良。《小品》、《古今錄驗》,張文仲《經心錄》同。"十四字。

驚悸吐衄下血胸滿瘀血病脈證治第十六

脈證十二條　方五首

提要　本篇闡述驚、悸、吐血、衄血、下血及瘀血各證治。

胸滿僅爲瘀血之證狀。

驚之與悸,雖爲兩證,然常并見,故合稱之。

吐、衄、下血和瘀血,均屬血證,其證既有寒熱虛實之分,治則有溫凉補瀉之異。

寸口脉動而弱,動即爲驚,弱則爲悸。

按語　此就脉象論述驚悸之病機。外有所觸而動爲驚,驚則氣亂,故脉動。悸自內生,屬裏虛,故脉弱。然驚與悸皆因氣血虛衰所致,僅輕重而已。且驚後多作悸,悸則易受驚,故兩者既有別,又互爲因果。臨證必須脉證互參。

師曰:尺脉浮,目睛暈黃,衄未止;暈黃去,目睛慧了[1],知衄今止。

[1]目睛慧了　慧,清爽也。《素問·八正神明論》:"慧然獨立。"注:慧然,清爽也。《説文通訓定聲·小部》了,通憭。《釋文》:"憭,明也"。目睛慧了,一説目睛清明;一説自覺視物明晰清楚。

按語　此論衄血脉證和預後。尺浮爲腎火,目黃爲肝熱,肝腎鬱熱,則尺脉浮而目睛暈黃,火升血逆,故衄未止。若暈黃去,目睛明晰,可知肝腎虛火已斂,尺浮已平,血中無熱,衄必自止。

又曰:從春至夏,衄者,太陽;從秋至冬,衄者,陽明。

衄家不可汗,汗出必額上陷,脉緊急,直視不能眴[1],不得眠。

[1]眴　動目也。見《漢書·項籍傳》:"梁眴籍曰,可行矣。"師注。眴,謂眼球轉動之意。

按語　此言衄家誤汗之變證。血之與汗,皆津液所化,衄家復汗,則重創其津液,而見諸陰虛血少之證。

本條亦見《傷寒論·太陽病》篇。示醫者,凡陰虛血虧而兼外感者,汗法當慎用。

病人面無色,無寒熱。脉沉弦者,衄;浮弱,手按之絕者,下血;煩欬者,必吐血。

按語　論内傷出血之幾種脉證。《靈樞·決氣》曰:"血脱者色白,天然不澤。"可知面無色乃脱血之象。無寒熱以別外感失血證。故"面無色,無寒熱"爲總綱,概括衄血、下血、吐血證,三者病機有別,脉象亦異。《金匱要略心典》曰:"此皆病成而後見之診也"。

夫吐血,欬逆上氣,其脉數而有熱,不得臥者,死。

按語　吐血,身熱,脉數者,乃陰血虛而氣火盛。氣火上逆則欬逆,陽不入陰則不得臥。此屬失血後陰虛而陽獨盛,有升無降,有陽無陰之證。《素問·生氣通天論》云:"陰陽離決,精氣乃絕",故云死。

夫酒客欬者,必致吐血,此因極飲過度所致也。

寸口[1]脉弦而大,弦則爲減,大則爲芤,減則爲寒,芤則爲虛,寒虛[2]相擊[3],此名曰[4]革,婦人則半産漏下,男子則亡血[5]。

〔1〕寸口　本書《血痺虛勞病脉證并治第六》篇無。

〔2〕寒虛　本書《血痺虛勞病脉證并治第六》篇作"虛寒"。

〔3〕擊　本書《血痺虛勞病脉證并治第六》篇作"搏"。

〔4〕曰　本書《血痺虛勞病脉證并治第六》篇作"爲"。

〔5〕血　本書《血痺虛勞病脉證并治第六》篇下有"失精"二字。

亡血不可發其表,汗出即寒慄而振。

按語　亡血之人,不僅傷血,亦必耗氣,若復發其汗,因汗而虛其表中之陽,則内無以守,外無以固,故寒慄而振搖。

病人胸滿,唇痿[1]舌青,口燥,但欲嗽水,不欲嚥,無寒熱,脉微大來遲,腹不滿,其人言我滿,爲有瘀血。

病者如熱狀,煩滿,口乾燥而渴,其脉反無熱,此爲陰狀[2],是瘀血也,當下之。

〔1〕脣痿 《説文通訓定聲·履部第十二》痿又爲萎。謂口脣不華。

〔2〕陰狀 狀,醫統本作"伏",爲是。陰伏,系熱伏於陰,即瘀血也。

按語 上兩條爲論瘀血脉證及治法。離經之血,蓄結不散而爲瘀血。瘀血停滯,氣機不暢,新血不生,血不外榮,故證見胸腹滿,脣萎舌青,雖口燥,欲嗽水而不欲嚥。日久則見如熱狀,煩滿,口乾燥而渴,乃瘀血鬱而化熱,瘀熱鬱伏於血分之故。瘀血者,宜活血祛瘀法,故曰治當下之。

火邪者,桂枝去芍藥加蜀漆牡蠣龍骨救逆湯主之。

桂枝救逆湯方

桂枝三兩,去皮 甘草二兩,炙 生薑三兩 牡蠣五兩,熬 龍骨四兩 大棗十二枚 蜀漆三兩,洗去腥

右爲末,以水一斗二升,先煮蜀漆,減二升,内諸藥,煮取三升,去滓,溫服一升。

按語 論火劫致驚之治法。火邪者,乃太陽表證誤用火熏、艾灸、溫鍼等法,因火邪逼迫,汗出過多,心神耗散,以致驚狂不安。用桂枝去芍藥加蜀漆牡蠣龍骨救逆湯以散邪,救逆,安神。

心下悸者,半夏麻黃丸主之。

半夏麻黃丸方

半夏 麻黃等分

右二味,末之,煉蜜和丸,小豆大,飲服三丸,日三服。

按語 本條所指心下悸,既非心氣虛之悸,亦非失血或驚之悸。乃因水停心下而悸,係實邪爲患。本條文字,提醒醫者:

悸之範圍頗廣。按臨診時分辨悸證,首在辨其致悸之原因,宜詳參四診。一般因虛者,常在情緒變化時作悸,所謂:"有慮便動者屬虛。"若是時令變化,有時作悸,并無其他原因者,應考慮爲痰飲所致,所謂:"時作時止者痰"即是。半夏麻黄丸治水停心下作悸者,以半夏能燥濕下氣蠲飲,麻黄升引陽氣,宣發水道。合用治水積成悸之證,亦是從攻實方面着想,妙在作丸與服,緩以圖之也。

吐血不止者,柏葉湯主之。

柏葉湯方

柏葉　乾姜各三兩　艾三把

右三味,以水五升[1],取馬通汁一升,合煮,取一升,分溫再服。

[1] 升　《外臺秘要》卷二以下作"煮取一升,去滓,別絞取新出馬通汁一升,相和,合煎取一升,綿濾之,溫分再服。一方有阿膠,無艾。"

按語　吐血不止者,乃吐血時多時少,時吐時停,經久不止,爲中氣虛寒,氣不攝血,血不歸經所致。故用柏葉湯以溫中止血。

下血,先便後血,此遠血也,黄土湯主之。

黄土湯方亦主吐血、衄血。

甘草　乾地黄　白术　附子炮　阿膠　黄芩各三兩
竈中黄土半斤

右七味,以水八升,煮取三升,分溫二服。

下血,先血後便,此近血也,赤小豆當歸散主之。方見狐惑中。

按語　上兩條論便血之證治。便血有遠近之別,遠血者,病在脾，屬脾氣虛寒，不能統血，血滲腸道而致，故先血而後便；近血者，病在腸，爲濕熱蘊結大腸，迫血下行所致。

然兩證，一由虛寒，一爲濕熱，臨診應不拘遠近，當從證候而治。若便血量多，色黯，腹痛隱隱而喜按，肢冷，面色蒼白，舌淡，脉細遲者，宜黃土湯以溫脾攝血；若便血量少，色鮮或兼挾膿液，大便不暢，小溲短少，口苦，苔黃膩，脉濡數者，用赤小豆當歸散以清利濕熱，活血排膿。

心氣不足，吐血、衄血，瀉心湯主之。

瀉心湯方亦治霍亂。

大黃二兩　黃連　黃芩各乙兩
右三味，以水三升，煮取一升，頓服之。

按語　心氣不足而吐衄之用瀉心湯者，乃心氣不足，邪熱有餘，心火偏盛，迫血上溢而爲吐血、衄血。用芩、連、大黃苦寒瀉火，是"瀉心即瀉火，瀉火即是止血"之謂。

柏葉湯與瀉心湯，一溫一寒，乃治血證之兩大法則。

嘔吐噦下利病脉證治第十七

論一首　脉證二十七條　方二十三首

提要　嘔吐、噦與下利有上逆、下泄之異，寒熱虛實之別。嘔吐與噦皆責之於胃氣上逆，治宜平降。嘔吐有虛寒、熱、寒熱相雜、水飲之分；治有大半夏湯之補、吳茱萸湯之溫、大黃甘草湯之下、黃芩加半夏生薑湯之清、小柴胡湯之和、茯苓澤瀉湯之消、文蛤湯之汗等。

噦有虛寒、虛熱、實熱之別。治有橘皮湯之消、溫、橘皮竹茹湯之清、補、以及酌下、酌消等。

下利有洞泄、腸澼之別。前者責之於脾氣下陷,後者責之於熱迫大腸。治有四逆湯之温、大小承氣湯之下、桃花湯之澀、白頭翁湯之清、梔子豉湯之汗,以及利小便之消等。示治病求本,因勢利導諸法。

夫嘔家有癰膿,不可治嘔,膿盡自愈。

先嘔却渴者,此爲欲解,先渴却嘔者,爲水停心下,此屬飲家。

嘔家本渴,今反不渴者,以心下有支飲故也,此屬支飲。

按語 本條內容已見於本書痰飲咳嗽病脉證并治第十二篇。本篇復出,是因彼重在論痰飲之證,此重在論嘔吐之因。

問曰:病人脉數,數爲熱,當消穀引食,而反吐者何也? 師曰:以發其汗,令陽微,膈氣[1]虚,脉乃數。數爲客熱,不能消穀,胃中虚冷故也。

脉弦者虚也。胃氣無餘,朝食暮吐,變爲胃反[2]。寒在於上,醫反下之,今脉反弦,故名曰虚。

〔1〕膈氣　指胸中宗氣。

〔2〕胃反　此指朝食暮吐,暮食朝吐之食入反出病證。

按語 本條"胃中虚冷故也"以上,已見於《傷寒論·辨太陽病脉證并治中》,言誤汗而致心陽衰微;自"脉弦者虚也"以下,言誤下而致胃虚寒;以示誤汗、誤下均可致虚寒之嘔吐。

寸口脉微而數,微則無氣,無氣則榮虚,榮虚則血不足,血不足則胸中冷。

按語 榮衛非穀不充,穀非榮衛不化。誤治以致胃中虚冷,不能化生氣血,榮養宗氣,胸中虚冷;繼則復因胸中冷,陽氣不能温煦於胃,穀食不化,總成胃反之病。

又:本條但言"微則……"未言"數則……"疑有脱簡。

跌陽脉浮而濇,浮則爲虚,濇則傷脾,脾傷則不磨,朝食暮吐,暮食朝吐,宿穀不化,名曰胃反。脉緊而濇,其病難治。

按語 胃反病出現脉緊而濇,則預後較差。因緊爲寒盛,濇屬津傷。既緊且濇,胃中因虚而寒,因寒而燥,陰陽兩傷。助陽則傷陰,滋陰則傷陽,故曰"難治"。

上三條皆論胃反嘔吐之病因、病理、脉證和預後。因病機均有胃腑虚寒,其治則當以温養爲主。

病人欲吐者,不可下之。

噦[1]而腹滿,視其前後[2],知何部不利,利之即愈。

〔1〕噦 《説文解字·口部》段注:"氣牾也;牾,逆也。"《通俗》曰:"氣逆曰噦"。

〔2〕前後 前,指小便;後,指大便。

按語 噦雖病勢向上,但腹滿爲本,嘔逆爲標,并見二便不利之證,故取下導通利之法,則病從下出而氣不上逆,腹滿與噦俱去矣。

嘔而胸滿者,茱萸湯主之。

茱[1]萸湯方

吴茱萸乙升　人參三兩　生薑六兩　大棗十二枚
右四味,以水五升,煮取三升,温服七合,日三服。

〔1〕茱 《傷寒論·辨陽明病脉證并治第八》"茱"上有"吴"字。

乾嘔吐涎沫,頭痛者,茱萸湯主之。方見上。

按語 上兩條,皆以嘔爲主證,前者胸滿,後有頭痛,兼證雖異,但病機相同,故皆主以茱萸湯,温肝煖胃,降逆止嘔。

嘔而腸鳴,心下痞者,半夏瀉心湯主之。

半夏瀉心湯方

半夏半升,洗　黃芩　乾薑　人參各三兩　黃連乙兩
大棗十二枚　甘草三兩,炙

右七味,以水一斗,煮取六升,去滓,再煮取三升,溫
服一升,日三服。

按語　本條上有嘔吐,下有腸鳴,中有痞阻,病情錯雜,而
中氣爲上下之樞,故不必治其上下,但治其中耳。

乾嘔而利者,黃芩加半夏生薑湯主之。

黃芩加半夏生薑湯方

黃芩三兩　甘草二兩,炙　芍藥二[1]兩　半夏半升　生
薑三[2]兩　大棗二十[3]枚

右六味,以水一斗,煮取三升,去滓,溫服一升,日
再,夜一服。

〔1〕二　俞橋本作"三"。
〔2〕三　俞橋本作"四"。
〔3〕二十　醫統本作"十二"。

按語　上兩方均主嘔而有下利見證。然半夏瀉心湯以嘔
而心下痞爲主證,腸鳴次之,乃寒熱痞結,升降失常所致,病位重
在胃;黃芩加半夏生薑湯則以下利腹痛爲主證,干嘔次之,乃邪
熱下迫,胃氣上逆所致,病位在腸,以此爲辨。

諸嘔吐穀不得下者,小半夏湯主之。方見痰飲中。

按語　從此條可悟出各種嘔吐均可酌用半夏、生薑。故
《千金方》論嘔吐噦逆謂:"凡嘔者多食生薑,此是嘔家聖藥"。

并出半夏湯方(主逆氣心中煩悶,氣滿嘔吐。用半夏、生薑、茯苓、桂心。少氣者加甘草,一名小茯苓湯。)足證生薑、半夏固通治嘔吐之正劑。然李東垣云:"辛藥生薑之類治嘔吐,但治上焦氣壅,表實之病,若胃虛穀氣不行,胸中閉塞而嘔者,唯宜養胃,推揚穀氣而已,勿作表實用辛藥瀉之。故服小半夏湯不愈者,服大半夏湯立愈。此仲景心法。"此說亦是。

嘔吐而病在膈上,後思水者,解,急與之。思水者,豬苓散主之。

豬苓散方

豬苓　茯苓　白术各等分

右三味,杵爲散,飲服方寸匕,日三服。

按語　嘔吐後思水,乃飲去陽復之象,即"先嘔却渴,此爲欲解"之義。停飲從嘔吐而去,胃陽漸復,思水潤其燥,但應"少少與飲,令胃氣和則愈"。過量則舊飲方去,新飲復停,故用豬苓散健脾利水,防水飲之再留。

嘔而脉弱,小便復利,身有微熱,見厥者難治,四逆湯主之。

四逆湯方

附子乙枚,生用　乾薑乙兩半　甘草二兩,炙

右三味,以水三升,煮取一升二合,去滓,分溫再服,強人可大附子一枚,乾薑三兩。

按語　本條之嘔,乃陰盛格陽,陰寒上逆之故,非辛開苦降之法所能治,故用四逆湯回陽救逆,不治嘔而嘔自愈。

嘔而發熱者,小柴胡湯主之。

小柴胡湯方

柴胡半斤　黄芩三兩　人參三兩　甘草三兩　半夏半斤
生薑三兩　大棗十二枚

右七味，以水一斗二升，煮取六升，去滓，再煎取三升，溫服一升，日三服。

按語　嘔而發熱與上條同，然有陰陽、虛實、寒熱之別，故有宜溫宜和之異治。全在辨證精確耳。

胃反嘔吐者，大半夏湯主之《千金》云：治胃反不受食，食入[1]即[2]吐。《外臺》云：治[3]嘔心下痞鞕[4]者。

大半夏湯方[5]

半夏二[6]升，洗完用　人參三[7]兩　白蜜乙升[8]

右三[9]味[10]，以水一斗二升[11]，和蜜揚之二百四十遍[12]，煮藥取升半[13]，溫服一升，餘分再服[14]。

〔1〕入　《千金方》卷十六作"已"。

〔2〕即　俞橋本"即"下有"多"字。

〔3〕治　《外臺秘要》卷六無。

〔4〕鞕　《外臺秘要》卷六作"堅"。

〔5〕大半夏湯方　原脱，據趙開美本補。

〔6〕二　《外臺秘要》卷六、《千金方》卷十六均作"三"。

〔7〕三　《千金方》卷十六作"二"。

〔8〕升　《千金方》卷十六下有"白术一升　生薑四兩"。

〔9〕三　《千金方》卷十六作"五"。

〔10〕味　《千金方》卷十六下有"㕮咀"兩字。

〔11〕一斗二升　《千金方》卷十六作"五升"。

〔12〕二百四十遍　《千金方》卷十六作"二三百下"。

〔13〕煮藥取升半　趙開美本作"煮取二升半"。升半，《千金方》卷

十六作"一升"。

〔14〕溫服一升,餘分再服 《千金方》卷十六作"分三服"。

食已即吐者,大黃甘草湯主之。《外臺》方又治吐水〔1〕。

大黃甘草湯方

大黃四兩　甘〔2〕草乙〔3〕兩

右二味,以水三升,煮〔4〕取一升〔5〕,分溫再服〔6〕。

〔1〕又治吐水 《外臺秘要》卷八作"療胃反吐水及吐食方"。

〔2〕甘 《外臺秘要》卷八上有"炙"字。

〔3〕一 《外臺秘要》卷八作"二"。

〔4〕煮 底本作"者",據趙開美本改。

〔5〕升 《外臺秘要》卷八下有"去滓"二字。

〔6〕服 《外臺秘要》卷八下有"如得可則隔兩日更服一劑,神驗,千金不傳。忌海藻、菘菜"。

按語 前曰:"病人欲吐者,不可下之",此言食已即吐者用大黃甘草湯下之。何也? 前者胃有痰食,邪欲上越,故不可下;此因實熱阻於腸胃,腑氣不通,故當下之。病位不同,病機有別,故治法各異。

胃反,吐而渴欲飲水者,茯苓澤瀉湯主之。

茯苓澤瀉湯方《外臺》云:治消渴〔1〕脉絕,胃反吐食方〔2〕。有小麥一升。

茯苓半斤〔3〕　澤瀉四兩　甘草二〔4〕兩　桂枝〔5〕二〔6〕兩
白术三兩　生薑四〔7〕兩

右六味〔8〕,以水一斗,煮取〔9〕三升,内澤瀉〔10〕,再〔11〕煮取二升半,溫〔12〕服八合,日三服〔13〕。

〔1〕渴 《外臺秘要》卷十一下有"陰"字。

〔2〕方　原作"之",據《外臺秘要》卷十一改。

〔3〕半斤　《外臺秘要》卷十一作"八兩"。

〔4〕二兩　《外臺秘要》卷十一作"一兩"。

〔5〕桂枝　《外臺秘要》卷十一作"桂心"。

〔6〕二兩　《外臺秘要》卷十一作"三兩"。

〔7〕四兩　《外臺秘要》卷十一作"三兩"。

〔8〕味　《外臺秘要》卷十一下有"切"字。

〔9〕取　《外臺秘要》卷十一無,有"小麥"二字。

〔10〕内澤瀉　《外臺秘要》卷十一無,有"取五升,去滓内茯苓等"九字。

〔11〕再　《外臺秘要》卷十一無。

〔12〕温　《外臺秘要》卷十一作"一"。

〔13〕三服　《外臺秘要》卷十一作"再"。

按語　本條所言胃反,實爲反復嘔吐之互辭,系一時性停飲所致,與前所述之朝食暮吐、暮食朝吐,宿食不化之胃反迥别。

吐後渴欲[1]得水而貪飲者,文蛤湯主之;兼主微風脉腎[2]頭痛。

文蛤湯方

文蛤五兩　麻黄　甘草　生薑各三兩　石膏五兩　杏仁五十枚　大棗十二枚

右七味,以水六升,煮取二升,温服一升,汗出即愈。

〔1〕欲　醫統本作"飲"。

〔2〕腎　醫統本作"緊"。是。

按語　本條柯韵伯謂與《傷寒論》太陽篇之文蛤散互錯;《醫宗金鑑》則謂"文蛤湯主之",當在"頭痛"之下,系傳寫之訛,"兼主"之"主",衍。

乾嘔吐逆,吐涎沫,半夏乾薑散主之。

半夏乾薑散方

半夏　乾薑各等分

右二味,杵爲散,取方寸匕,漿水一升半,煎取七合,頓服之。

病人胸中似喘不喘,似嘔不嘔,似噦不噦,徹[1]心中憒憒然[2]無奈者,生薑半夏湯主之。

生薑半夏湯方[3]

半夏半斤[4]　生薑汁乙升

右二味,以水三升,煮半夏,取二升,内生薑汁,煮取一升半,小冷,分四服,日三夜一服。止,停後服。

〔1〕徹　《説文・文部》:"通也"。

〔2〕憒憒然　憒,《説文・心部》:"亂也"。憒憒然,心中煩亂之貌。

〔3〕生薑半夏湯方　原脱,據趙開美本補。

〔4〕斤　醫統本作"升"。

按語　小半夏湯、生薑半夏湯及半夏乾薑散三方,均由半夏和薑組成。一取生薑散飲降逆;一取薑汁略煎,散寒逐飲;一取乾薑温中止嘔。因生薑及汁,走而不守;乾薑則守而不走。復因劑型、用量、服法有别,主治互異。

乾嘔噦,若手足厥者,橘皮湯主之。

橘皮湯方

橘皮四兩　生薑半斤

右二味,以水七升,煮取三升,温服一升,下咽即愈。

噦逆者,橘皮竹茹湯主之。

橘皮竹茹湯方

橘皮二升　竹茹二升　大棗三十個　生薑半斤　甘草五兩　人參乙兩

右六味，以水一斗，煮取三升，溫服一升，日三服。

按語　橘皮湯與橘皮竹茹湯均用橘皮、生薑，以治胃寒氣噦之證。但後方所主胃氣未鬱，故無手足厥冷，但胃虛氣弱，故加人參、草、棗。

夫六府氣絕於外者，手足寒，上氣腳縮；五藏氣絕於內者，利不禁，下甚者，手足不仁。

按語　本條承上啟下，論嘔吐、噦、下利三者之總病機，大凡初起屬實證、熱證，多與胃腸相關，病久則屬虛證、寒證，多與脾腎相關，故治應顧護胃氣與腎氣。

下利脉沉弦者，下重；脉大者，爲未止；脉微弱數者，爲欲自止，雖發熱不死。

按語　《素問·通評虛實論》謂："腸澼身熱者死"。本條謂"雖發熱不死"，何也？蓋脉微弱而數，是邪氣漸衰，陽氣漸復，故云"爲欲自止"。

下利，手足厥冷，無脉者，灸之不溫。若脉不還，反微喘者，死。少陰負趺陽[1]者，爲順也。

〔1〕少陰負趺陽　少陰，指太谿脉，主候腎；趺陽，指衝陽脉，主候脾胃。少陰負趺陽，意謂少陰脉較趺陽脉弱小之意。

按語　脉得胃氣者生。少陰負趺陽，可見胃陽尚存，其病爲順。

下利有微熱而渴，脉弱者，今自愈。

下利脉數，有微熱汗出，今自愈，設脉緊爲未解。

下利脉數而渴者，今自愈，設不差，必清膿血，以有熱故也。

下利脉反弦、發熱、身汗者,自愈。

按語 上四條根據邪正消長,論下利之病機進退。

下利氣者,當利其小便。

按語 此即喻嘉言所謂"急開支河"之法。若下利日久,氣陷不舉,伴脱肛者,應宗《醫宗金鑑》"於升補中兼利小便"。

下利[1],寸脉反浮數,尺中自濇者,必清膿血。

〔1〕下利　此處指痢疾。

下利清穀,不可攻其表,汗出必脹滿。

下利脉沉而遲,其人面少赤,身有微熱,下利清穀者,必鬱冒,汗出而解,病人必微熱[1]。所以然者,其面戴陽[2],下虛故也。

〔1〕熱　醫統本、《傷寒論·辨厥陰病脉證并治第十二》作"厥"。

〔2〕戴陽　此指面色帶紅。

下利後,脉絶,手足厥冷。晬時[1]脉還[2],手足溫者生,脉不還者死。

〔1〕晬時　即一晝夜,俗稱一周時。

〔2〕脉還　脉絶復續。

下利,腹脹滿,身體疼痛者,先溫其裏,乃攻其表。溫裏宜四逆湯,攻表宜桂枝湯。

四逆湯方方見上。

桂枝湯方

桂枝三兩,去皮　芍藥三兩　甘草二兩,炙　生薑三兩大棗十二枚右五味,㕮咀,以水七升,微火煮取三升,去滓,適寒溫,服一升。服已,須臾,啜稀粥一升,以助藥力,溫覆令一時許,遍身漐漐,微似有汗者益佳,不可令如水淋漓。若一服汗出病差,停後服。

下利三部脉皆平,按之心下堅者,急下之,宜大承氣湯。

下利脉遲而滑者,實也。利未欲止,急下之,宜大承氣湯。

下利脉反滑者,當有所去,下乃愈,宜大承氣湯。

下利已差,至其年月日時復發者,以病不盡故也,當下之,宜大承氣湯。

大承氣湯方見痙病中。

下利讝語者,有燥屎也,小承氣湯主之。

小承氣湯方

大黃四兩　厚朴二[1]兩,炙　枳實大者,三枚,炙

右三味,以水四升,煮取一升二合,去滓,分溫二服。得利則止。

〔1〕二　醫統本作“三”。

按語　以上皆系通因通用之治則,與“胸痹心痛短氣病”篇胸痹而用人參湯之塞因塞用均屬反治。

下利便膿血者,桃花湯主之。

桃花湯方

赤石脂乙斤,乙半剉,乙半篩末　乾薑乙兩　粳米乙升

右三味,以水七升,煮米令熟,去滓,溫七合,内赤石脂末方寸匕,日三服。若一服愈,餘勿服。

熱利重下[1]者,白頭翁湯主之。

白頭翁湯方

白頭翁二[2]兩　黃連　黃蘗　秦皮各三兩

右四味,以水七升,煮取二升,去滓,溫服一升,不愈
更服。

〔1〕重下　醫統本作"下重"。是。

〔2〕二　醫統本作"三"。

下利後更煩,按之心下濡者,爲虛煩也,梔子豉湯
主之。

梔子豉湯方

梔子十四枚　香豉四合,綿[1]裹

右二味,以水四升,先煮梔子得二升半。内豉,煮取
一升半,去滓,分二服,溫進一服,得吐則止。

〔1〕綿　趙開美本、醫統本作"絹"。

下利清穀,裏寒外熱,汗出而厥者,通脉四逆湯
主之。

通脉四逆湯方

附子大者一枚,生用　乾薑三兩,强人可四兩　甘草二兩,炙

右三味,以水三升,煮取一升二合,去滓,分溫再服。

下利肺痛,紫參湯主之。

紫參湯方

紫參半斤　甘草三兩

右二味,以水五升,先煮紫參取二升,內甘草,煮取一升半,分溫三服。疑非仲景方。

按語 本條"肺痛"疑腹痛之誤。方中紫參,《神農本草經》云:"味苦辛寒,主心腹積聚,寒熱邪氣,通九竅,利大小便"。《本草綱目》第十二卷謂:"紫參,王孫,並有牡蒙之名。古方所用牡蒙,多是紫參也","根乾紫黑色,肉帶紅白,狀如小紫草"。

氣利[1],訶梨勒散主之。

訶梨勒散方

訶梨勒十枚,煨

右一味,爲散,粥飲和,頓服。疑非仲景方。

[1] 氣利　指下利滑脫,大便隨矢氣排出之證候。

按語 此與前所論之下利氣者有虛實之別。前因濕邪太盛,氣滯於腸,治當利其小便;此言利隨氣出,爲下焦滑脫,腸失固澀,治用訶梨勒散溫澀固脫。

附方

《千金翼》小承氣湯　治大便不通,噦,數[1]譫語。方見上[2]。

[1] 數　《千金翼方》卷十八下有"口"字。

[2] 方見上　《千金翼方》卷十八小承氣湯枳實作"五枚",方下云:"右三味,㕮咀,以水四升,煮取一升二合,分再服,當通。不通盡服之。"

《外臺》黃芩湯　治乾嘔下利。

黃芩　人參　乾薑各三兩　桂枝[1]乙[2]兩　大棗十二枚　半夏半升[3]

右六味,以水[4]七升,煮取三升,溫分三服[5]。

〔1〕桂枝 《外臺秘要》卷六作"桂心"。

〔2〕乙兩 《外臺秘要》卷六作"二兩"。

〔3〕升 《外臺秘要》卷六下有"洗"字。

〔4〕水 原脱,據趙開美本補。

〔5〕服 《外臺秘要》卷六下有"忌羊肉、餳、生葱"。

瘡癰腸癰浸淫病脉證并治第十八

論一首　脉證三條　方五首

提要　本篇對癰腫、腸癰、創傷、浸淫瘡等外科疾患之診治,作重点提示。以脉見浮數而反惡寒,身有痛處爲發癰徵兆;從癰腫之軟硬,發熱與否,脉之遲緊洪數判斷腸癰是否成膿;用大黃牡丹皮湯攻下瘀熱,以治腸癰之膿未成者;用薏苡附子敗醬散托裏排膿,以治腸癰之膿已成者,可謂治癰要領。餘如王不留行散治金瘡,黃連粉治浸淫瘡,亦有實用價值。

諸浮數脉,應當發熱,而反[1]洒淅惡寒,若有痛處[2],當發其癰[3]。

〔1〕反 《傷寒論·辨脉法》無。

〔2〕處 《傷寒論·辨脉法》下有"飲食如常者"五字。

〔3〕當發其癰 《傷寒論·辨脉法》作"蓄積有膿也"。

按語　此條論癰腫初起之脉證。發熱乃必有之證。"若有痛處"系本證辨證之關鍵。熱毒壅塞,營衛阻滯,爲病機之要點。

師曰:諸癰腫,欲知有膿無膿,以手掩腫上,熱者爲有膿,不熱者爲無膿。

腸癰之爲病,其身甲錯[1],腹皮急,按之濡,如腫

狀,腹無積聚,身無熱,脉數,此爲腹[2]內有癰膿,薏苡
附子敗醬散主之。

薏苡附子敗醬散方

薏苡仁十分　附子二分　敗醬五分

右三味,杵爲末,取方寸匕,以水二升,煎减半,頓
服。小便當下[3]。

〔1〕其身甲錯　形容皮膚乾而粗糙,如鱗甲交錯狀。

〔2〕腹　醫統本作"腸"。

〔3〕小便當下　《金匱要略方論本義》:"小便者氣化也,氣通則癰
膿結者可開,滯者可行,而大便必泄污穢膿血,腸癰可已矣"可参。

腸癰者,少腹腫痞,按之即痛如淋,小便自調,時時
發熱,自汗出,復惡寒,其脉遲緊者,膿未成,可下之,當
有血。脉洪數者膿已成,不可下也,大黄牡丹湯主之。

大黄牡丹湯方

大黄四兩　牡丹乙兩　桃仁五十個[1]　瓜子半升　芒
硝三合

右五味,以水六升,煮取一升,去滓,内芒硝再煎沸,
頓服之,有膿當下,如無膿,當下血。

〔1〕個　趙開美本作"枚"。

按語　腸癰之熱伏血瘀而膿未成熟之際,急當瀉熱逐瘀,
使瘀熱得下,則可愈;若延至膿已成,則又當慎下。

問曰:寸口脉浮微而濇,然當亡血,若[1]汗出,設不
汗者云何? 答曰:若身有瘡[2],被刀斧所傷,亡血故也。

〔1〕若　不定辭,或也。

〔2〕瘡　《玉篇》:"瘡,古作創"與創通。

按語 血汗同源,金瘡亡血或汗出太過,均可現浮微而澀之脉,乃陽氣失於固護,陰液内匱之故。

病金瘡,王不留行散主之。

王不留行散方[1]

王不留行十分,八月八日採　蒴藋[2]　細葉十分,七月七日採　桑東南根白皮,十分,三月三日採

甘草十八分　川椒三分,除目[3]及閉口[4]者,汗[5]　黄芩二分　乾薑二分　芍藥二分　厚朴二分

右九味,桑根皮以上三味,燒灰存性,勿令灰過,各別杵篩,合治之爲散,服方寸匕,小瘡即粉之,大瘡但服之。產後亦可服。如風寒,桑東根勿取之。前三物,皆陰乾百日。

〔1〕王不留行散　原無,據醫統本、俞橋本補。

〔2〕蒴藋(shuò diào 朔掉)　又名陸英,功能除風濕,活血散瘀。

〔3〕目　此處指川椒仁。

〔4〕閉口　指未成熟的尚未張開之川椒。

〔5〕汗　醫統本上有"去"字。是。

按語 此方以王不留行爲君,止血定痛,佐以蒴藋葉通利氣血,桑東南根白皮主傷中脉絕。三味陰乾,燒灰存性,取其黑能入血止血;黄芩、芍藥清熱和陰;川椒、乾薑通陽行瘀;少佐厚朴,行滯利氣,倍用甘草益胃和中,共奏行氣血和陰陽,生肌肉、療創傷之功。

排膿散方

枳實十六枚　芍藥六分　桔梗二分[1]

右三味,杵爲散,取雞子黄一枚,以藥散與雞黄相

等,揉和令相得,飲和服之,日一服。

〔1〕二分　俞橋本作"一分"。

排膿湯方

甘草二兩　桔梗三兩　生姜乙兩　大棗十枚

右四味,以水三升,煮取一升,溫服五合,日再服。

按語　此二方底本附於王不留行散後,未載主治。從其方名觀之,均爲排膿之劑,可不拘何種癰膿,宜隨證擇用。

浸淫瘡〔1〕,從口〔2〕流向四肢者可治,從四肢流來入口者不可治。

〔1〕浸淫瘡　浸者,浸漬也。淫者,蔓延也。浸淫瘡乃指濕熱浸淫搔癢多脂之皮膚疾患。

〔2〕口　此處泛指心窩等中心部位。

按語　浸淫瘡雖系皮膚病患,但亦與內藏相關。從內至外爲輕爲易治;從外入裏爲重爲難治。瘡瘍之類之預後大致如此。

浸淫瘡,黃連粉主之。方未見。

按語　黃連粉方未見,或系一味黃連爲粉,外扑瘡面,取其苦以燥濕,寒以除熱。與前王不留行散方,一爲活血,一爲解毒,爲一行一守立例。

趺蹶手指臂腫轉筋陰狐疝蚘蟲病脈證治第十九

論一首　脉證一條　方四首

提要　此補上述諸篇未及之趺蹶,手指臂腫、轉筋、陰狐疝、蚘蟲等瑣碎諸病之證治。其中以蚘蟲病爲較詳。雖合而成篇,但條文奇零,收羅細碎,恐有錯簡脱誤。

師曰:病趺蹶[1],其人但能前不能却,刺腨[2]入二寸,此太陽經傷也。

〔1〕趺蹶　趺同跗,足背曰趺;蹶,《説文·足部》:“僵也”。趺蹶是足背僵直,行走不便之病。

〔2〕刺腨(shuàn 涮)　腨,《説文·肉部》:“踹腸也”,即小腿肚。刺腨是指鍼刺小腿肚上之穴。

按語　此條一説系誤刺腨腸穴過深,以致太陽經脉受傷所致;一説“此太陽經傷也”句,應例在“刺腨入二寸”前,系倒裝句法。因文義斷續不純,恐有錯簡脱誤。

病人常以手指臂腫動[1],此人身體瞤瞤者,藜蘆甘草湯主之。

藜蘆甘草湯方未見。

〔1〕腫動　腫脹抽動之意。

按語　藜蘆甘草湯方雖未見,但從二藥之功效來看,藜蘆能吐膈上風痰,甘草能解藜蘆之毒,使吐而不傷中氣,是爲湧吐之劑。

轉筋[1]之爲病,其人臂脚直,脉上下行[2],微弦,轉筋入腹[3]者,雞屎白散主之。

雞屎白散方

雞屎白
右一味爲散,取方寸匕,以水六合,和,温服。

〔1〕轉筋　俗稱抽筋,是一種筋脉攣急,手足拘緊作痛之病,多見於小腿部。

〔2〕脉上下行　形容脉象强直有力而無柔和之象。

〔3〕轉筋入腹　邪隨足三陰經脉上行，以致兩足牽引少腹作痛。

按語　轉筋若系邪冷之氣繫動其筋而致拘痙攣縮疼痛，治當用溫法。此言用雞屎散，乃濕濁化熱所致之轉筋。《本草綱目》謂："雞屎能下氣消積，通利大小便"。若津傷液脱者，則非所宜。

上三條均係四肢疾病。一言治跌蹶當辨經絡；二言治手臂腫動，可湧吐膈上風痰；三言療轉筋可通利二便。

陰狐疝氣〔1〕者，偏有小大〔2〕，時時上下，蜘蛛散主之。

蜘蛛散方〔3〕

蜘蛛十四枚，熬焦　桂枝半兩

右二味爲散，取八分一匕，飲和服，日再服，蜜丸亦可。

〔1〕陰狐疝氣　即狐疝。因疝氣時上時下，似狐出没無定，故名。

〔2〕偏有小大　指陰囊有大小。

〔3〕蜘蛛散方　原脱，據趙開美本補。

按語　蜘蛛有破結通利之功，配桂枝之辛溫引入厥陰肝經，以散寒氣。但蜘蛛有毒，用時宜慎。後世常用疏肝理氣之劑，可以效法。

問曰：病腹痛有蟲，其脉何以别之？師曰：腹中痛，其脉當沉，若弦，反洪大，故有蚘蟲。

按語　腹痛屬裏寒者，其脉多沉，或弦。現脉反洪大而無熱象，乃蚘動氣逆之象，故主蚘蟲病。

蚘蟲之爲病，令人吐涎，心痛，發作有時。毒藥不止，甘草粉蜜湯主之。

甘草粉蜜湯方

甘草二兩　粉乙兩重　蜜四兩

右三味,以水三升,先煮甘草,取二升,去滓,内粉蜜,攪令和,煎如薄粥,温服一升,差即止。

按語　方中之"粉"有二説:一説爲米粉,因已用毒藥而痛不止,不能再用,故用甘草粉蜜湯安蚘緩痛,解毒和胃。從方後所云"煎如薄粥"一句可證,與猪膚湯中之"白粉"須炒香一致。方後"差即止"三字,意在指出此方是暫時的安蚘之劑,如腹痛解除,當另圖別法治之。一説爲鉛粉,毒藥不止,是説蚘蟲病已用過一般殺蟲藥,不應,故用鉛粉峻藥殺蟲,與甘草、白蜜同服,誘使蟲食。甘味既盡,毒性旋發,而蟲患乃除。但鉛粉毒性甚劇,不宜多服,故方後云:"差即止"。兩説各有所據,然度仲景本意,似以前説爲是。

蚘厥者,當吐蚘。令[1]病者静而復時煩,此爲藏寒,蚘上入膈,故煩。須臾復止,得食而嘔,又煩者,蚘聞食臭出,其人常自吐蚘。

蚘厥者,烏梅丸主之。

烏梅丸方

烏梅三百個　細辛六兩　乾薑十兩　黄連乙斤　當歸四兩　附子六兩,炮　川椒四兩,去汗　桂枝六兩　人参　黄蘗各六兩

右十味,異搗篩,合治之,以苦酒漬烏梅一宿,去核蒸之,五升米下,飯熟,搗成泥,和藥令相得,内臼中,與

蜜杵二千下,丸如梧子大,先食,飲服十丸。三服[2],稍
加至二十丸。禁生冷滑臭等食。

〔1〕令 《傷寒論厥陰病脉證并治》作“今”,是。

〔2〕三服 醫統本此上有“日”字。

婦人妊娠病脉證并治第二十

證三條　方八首

提要　妊娠病多見者爲嘔吐、腹痛、下血等證。故本篇即以一般之嘔吐與惡阻之嘔吐，異其方治，又以藏寒之腹痛、胞阻之腹痛及肝脾不和之腹痛，別其方藥；再癥病下血與半産下血，剖其疑似，出其方治。小便不利有當歸貝母苦參丸、葵子茯苓散之別；安胎養胎有當歸散、白术散之異，示人方隨病宜，病去胎安之義。

師曰：婦人得平脉、陰脉小弱[1]，其人渴，不能食，無寒熱，名妊娠，桂枝湯主之。方見利中。於法六十日當有此證[2]，設有醫治逆者，却一月，加吐下者，則絕之[3]。

〔1〕陰脉小弱　陰脉，指尺脉，初孕二月以内，因胎元初結，經血歸胞養胎，胎氣未盛，故尺脉可見小弱。

〔2〕此證　《脉經》卷九第二作"娠"。

〔3〕絕之　《説文・糸部》："絕：斷絲也"。"絕之"作停止解。

按語　妊娠之初，血氣養胎，胃中虛弱，故宜用桂枝湯和陰陽，調脾胃。若胃中有熱，心煩嘔吐，渴喜凉飲者，則不適宜。若治不得法,轉傷脾胃,而使病勢加劇。本篇中乾薑半夏人參丸,及後世療妊娠惡阻之方,可斟酌應用。

婦人宿有癥[1]病,經斷未及三月,而得漏下[2]不止。胎動在臍上者,爲癥痼害[3]。妊娠六月動者,前三月經水利時胎也[4]。下血者,後斷三月衃[5]也。所以血不止者,其癥不去故也,當下其癥。桂枝茯苓丸主之[6]。

桂枝茯苓丸方

桂枝　茯苓　牡丹去心　桃仁去皮尖,熬　芍藥各等分
右五味,末之,煉蜜和丸,如兔屎大,每日食前服一丸,不知,加至三丸。

〔1〕癥　《玉篇·疒部》:"腹中結也"。凡腹内有形之腫塊稱之謂癥。

〔2〕漏下　有孕而復下血,謂之漏下。

〔3〕癥痼害　意指因癥病痼疾危害所致。

〔4〕也　原無,據醫統本補。

〔5〕衃(pēi胚)　《説文·血部》:"疑血也"。

〔6〕桂枝茯苓丸主之　《脈經》卷九作:"婦人妊娠,經斷三月而得漏下,下血四十日不止,胎動在於臍上,此爲妊娠"。"六十日動者"以下,"血不止"作"下血不止","桂枝茯苓丸主之"作"宜桂枝茯苓丸"。

按語　桂枝茯苓丸系袪瘀化癥之劑。除治癥病下血外,并可用於瘀血痛經,瘀血崩漏,不孕,産後惡露停滯,胞衣不下等。亦有謂本條乃婦人宿有癥病,又懷孕,桂枝茯苓丸根據《素問·六元正紀大論》"有故無殞"之説而用。可參。

婦人懷娠六七月,脉弦、發熱,其胎愈脹[1],腹痛惡寒者,少腹如扇,所以然者,子藏開[2]故也,當以附子湯溫其藏。方未見。

〔1〕其胎愈脹　妊娠後期常腹脹,"其胎愈脹",指腹脹加重之意。

〔2〕開　《脈經》卷九作"閉"。子藏開,子藏即子宮。開,《説文·門部》:"張也"。子藏開,即子宮不能司閉藏之令。

按語　本條系指子宮虛寒胎脹腹痛之證治。附子湯方未見,前人曾擬採用《傷寒論》附子湯(炮附子二枚,茯苓、芍藥各三兩,白术四兩,人參二兩)。或謂附子有破堅墮胎之弊,世人恐有損於胎,不常用於孕婦,仲景本方爲立去病安胎之法。然必須辨證精確,方可施用。

師曰:婦人有漏下者,有半産[1]後因續下血都不絶者,有妊娠下血者。假令妊娠腹中痛,爲胞阻[2],膠艾湯主之。

芎歸膠艾湯方一方加乾薑一兩。胡洽[3]治婦人胞動無乾薑。

芎藭　阿膠　甘草各二兩　艾葉　當歸各三兩　芍藥四兩　乾地黃四兩[4]

右七味,以水五升,清酒三升,合煮,取三升,去滓,内膠,令消盡,温服一升,日三服,不差更作。

〔1〕半産　妊娠五、六月胎墮者,謂之半産。

〔2〕阻　《脈經》卷九作"漏",胞阻,胎中氣血不和,致使胎兒化育受阻。

〔3〕胡洽　趙開美本作"胡氏"。胡洽,系公元五世紀劉宋時人,曾編集《居士百病方》,亦稱《胡洽方》。

〔4〕四兩　底本無用量,據《外臺秘要》卷三十三膠艾湯方補。《外臺秘要》此方中,當歸、芍藥均爲二兩。

按語　本條指出婦人子宮出血斷續不停,雖原因多種,若病機屬衝任虛寒,陰血不能内守者,均當調補衝任,固經止血,可用膠艾湯一方通治。

考仲景方調理血分常取芎、歸、芍三味,而此用地黃亦專爲妊娠下血而設。艾葉溫以化陽,甘草緩之,取酒以助藥力。此湯多是血藥陰藥,爲大補血份之劑。凡婦人血虛者均可用之。不僅限於崩中漏下諸症,臨診用之確極驗。且藥性和平,不寒不熱,實爲婦科血虛之聖藥,可隨證加減之。

婦人懷妊,腹中疒痛[1],當歸芍藥散主之。

當歸芍藥散方

當歸三兩　芍藥乙斤　茯苓四兩　白术四兩　澤瀉半斤芎藭半斤,一作三兩

右六味,杵爲散,取方寸匕,酒和,日三服。

[1] 疒(xiǔ 朽)痛　疒,即疝;《説文・疒部》:"疝,腹中急也"。疒痛,指腹中拘急作痛。

按語　妊娠腹中痛,多因血虛氣弱,脾有濕邪復爲肝氣所乘,以致胎中血氣滯而不暢。故痛而較劇。以藥測證,當有心下急滿,小便不利,足跗浮腫等證。

妊娠嘔吐不止,乾薑人參半夏丸主之。

乾薑人參半夏丸方

乾薑　人參各乙兩　半夏二兩

右三味,末之,以生薑汁糊爲丸,如梧子大,飲服十丸,日三服。

按語　乾薑人參半夏丸方中,半夏、乾薑俱爲妊娠禁藥,但胃虛寒飲之惡阻,非此不除,亦"有故無殞"之義。

妊娠小便難,飲食如故,歸母苦參丸主之。

當歸貝母苦參丸方男子加滑石半兩

當歸　貝母　苦參各四兩

右三味,末之,煉蜜丸如小豆大,飮服三丸,加至十丸。

妊娠有水氣,身重,小便不利,洒淅惡寒,起[1]即頭眩,葵子茯苓散主之。

葵子茯苓散方

葵子乙斤　茯苓三兩

右二味,杵爲散,飮服方寸匕,日三服。小便利則愈。

〔1〕起　《說文·走部》:"能立也"。

按語　本條關鍵在於陽爲水阻,故惡寒身重,小便不利,用葵子茯苓散滑利竅道,通陽利水,使水濕得去,陽氣展布,則水氣之證可愈。故葉桂有"通陽不在溫,而在利小便"(《葉香巖外感溫熱篇》)之論。

婦人妊娠,宜常服當歸散主之。

當歸散方

當歸　黃芩　芍藥　芎藭各乙斤　白术半斤

右五味,杵爲散,酒飮服方寸匕,日再服。妊娠常服即易産。胎無苦疾,産後百病悉主之。

按語　血虛兼有濕熱而致胎動不安,當用當歸養血清熱安胎,後人常以白术、黃芩二味作爲安胎要藥,其法即源於此。方後云"常服即易産,胎無苦疾,産後百病悉主之"等說,當指素曾難産孕婦必須服藥調養,非泛治之方。

妊娠養胎,白术散主之。

白术散方見《外臺》[1]。

白术四分　芎藭四分　蜀椒三分,去[2]汗[3]　牡蠣二分

右四味,杵爲散,酒服一錢匕,日三服,夜一服。但苦痛,加芍藥;心下毒痛,倍加芎藭;心煩吐痛[4],不能食飲,加細辛一兩,半夏大者二十枚,服之後更以醋漿水[5]服之;若嘔,以醋漿水服之復不解者,小麥汁服之;已後渴者,大麥粥服之。病雖愈,服之勿置[6]。

〔1〕白术散方,見《外臺》　原白术、芎藭、牡蠣下無劑量,今據《外臺秘要》卷三十三引《古今錄驗》白术散方補。

〔2〕去　原脱,據醫統本補。

〔3〕汗　指將川椒炒後去水濕。

〔4〕心煩吐痛　《外臺秘要》卷三十三引《古今錄驗》白术散條作"吐唾"。

〔5〕醋漿水　即酸漿,古代飲料。

〔6〕置　《外臺秘要》卷三十三引《古今錄驗》白术散條"置"下有"忌桃李雀肉等"六字。

按語　當歸散與白术散均爲安胎之劑,功能調理肝脾,去病安胎。然當歸散以血虛而濕熱不化者用之相宜,白术散以胎有寒濕用之較當。前方側重在肝,後方側重於脾。

婦人傷胎[1],懷身腹滿,不得小便,從腰以下重,如有水氣狀,懷身七月,太陰當養不養[2],此心氣實,當刺瀉勞宮及關元[3]。小便微[4]利則愈。見《玉函》。

〔1〕胎　《金匱玉函經》作"寒"。

〔2〕太陰當養不養　手太陰肺經當養之時而不得其養。《脈經》卷九:"婦人懷胎,一月之時足厥陰脉養,二月足少陽脉養,三月手心主脉養,四月手少陽脉養,五月足太陰脉養,六月足陽明脉養,七月手太陰脉養,八月手陽明脉養,九月足少陰脉養,十月足太陽脉養,諸陰陽各養三十日活

兒”。據此,懷孕七月,正當手太陰肺經氣血養胎之時,因心氣不降,心火上乘於肺,使肺氣不能降而養胎,是謂當養不養。

〔3〕關元 《金匱玉函經》作“小腸之募”。

〔4〕微 《金匱玉函經》無。

按語 本條以刺瀉勞宮、關元二穴治妊娠心氣實,不得小便之證,恐有錯脫。因刺此二穴有墮胎之慮,故當審慎。文中“太陰當養不養”爲後世逐月分經養胎法之所本。

婦人產後病脉證治第二十一

論一首 證六條 方七首

提要 本篇首述新產婦人有痙、鬱冒與大便難三證;次述產後腹痛有血虛裏寒、氣血鬱滯、瘀血內阻之分;末述產後中風、煩亂嘔逆與下利虛極等證治。示人療產後病,既不能泥於產後,又必須照顧到產後之真諦。

問曰:新產婦人有三病,一者病痙,二者病鬱冒,三者大便難,何謂也? 師曰:新產血虛多汗出,喜中風,故令病痙;亡血復汗,寒多故令鬱冒;亡津液胃燥,故大便難。

產婦鬱冒,其脉微弱,不能食,大便反堅,但頭汗出。所以然者,血虛而厥,厥而必冒,冒家欲解,必大汗出。以血虛下厥,孤陽上出,故頭汗出。所以產婦喜汗出者,亡陰血虛,陽氣獨盛,故當汗出,陰陽乃復。大便堅,嘔不能食,小柴胡湯主之。方見嘔吐中。

按語 本條論述新產婦人常見之痙、鬱冒、大便難三證之病機,以及鬱冒便堅之治療。痙由血虛汗出,易中風;鬱冒由亡

血復汗,寒多;便難由亡津液所致。總之,亡血傷津乃三證之
肯綮。

病解能食,七八日更發熱者,此爲胃實,大承氣湯主
之。方見痙中。

按語　本條承上文指出鬱冒已解而成胃實之證治。發明
産後氣血雖虛,然有實證,當即治實,不可慮其虛而致病劇耳!

産後腹中疠痛[1],當歸生薑羊肉湯主之,并治腹中
寒疝,虛勞不足。

當歸生薑羊肉湯方見寒疝中。

〔1〕疠　俞橋本作"疼"。《集韵·第十八》平声尤韵:"小痛。"當歸
生薑羊肉湯治虛證腹痛,故痛而不劇。

按語　　上條言當攻,是言其變;此條即繼當補,乃言其常。

産後腹痛,煩滿不得臥,枳實芍藥散主之。

枳實芍藥散方

枳實燒令黑,勿太過　芍藥等分

右二味,杵爲散,服方寸匕,日三服,並主癰膿,以麥
粥下之。

按語　　本條指出産後氣血鬱滯所致腹痛之證治,以示與虛
寒疠痛、胃實腹痛之別。

腹痛煩滿見於産後,多因血份有滯,故用芍藥利血止痛;枳
實炒黑,入血以行氣;麥粥和胃。使血氣得以宣通,則腹痛煩滿
諸證可解。因能行血中之滯,故亦主癰膿。

師曰:産婦腹痛,法當以枳實芍藥散,假令不愈者,
此爲腹中有乾血着臍下,宜下瘀血湯主之。亦主經水
不利。

下瘀血湯方

大黃二[1]兩　桃仁二十枚　䗪蟲二十枚,熬,去足

右三味,末之,煉蜜合[2]爲四丸,以酒一升,煎一丸,取八合,頓服之。新血[3]下如豚肝。

〔1〕二兩　醫統本作"三兩"。

〔2〕合　趙開美本作"和"。

〔3〕新血　指新下之經血。

按語　產後有乾血着臍下而腹痛,非攻堅破積之下瘀血湯不能除,大黃、桃仁、䗪蟲三味相合破血之力頗猛,恐傷及上中二焦,故用蜜丸緩潤之,酒煎是取其行氣活血;頓服者,使其一鼓蕩平,不留餘孽,藥後所下之經血,色如猪肝,足證凝結之瘀血得除。

產後七八日,無太陽證,少腹堅痛,此惡露不盡,不大便,煩躁發熱,切脉微實,再倍發熱,日晡時煩躁者,不食,食則讝語,至夜即愈,宜大承氣湯主之。熱在裏,結在膀胱[1]也。方見痙病中。

〔1〕膀胱　此泛指下焦。

按語　本證不獨血結於下,而且熱聚於中,尤以胃實不大便爲緊要,故雖有少腹堅痛的瘀血見證,治療仍以通大便爲急務,故用大承氣湯攻下府實。大便一通,氣機得以轉輸,往往瘀血亦行,堅痛自止。若便通熱除而瘀血不去,少腹堅痛仍在者,可用下瘀血湯。

產後風,續之數十日不解,頭微痛,惡寒,時時有熱,心下悶,乾嘔汗出。雖久,陽旦證[1]續在耳,可與陽旦湯[2]。即桂枝湯方,見下利中。

〔1〕陽旦證　即太陽中風證。

177

〔2〕陽旦湯　除本條所指爲桂枝湯外,另有二説:一謂桂枝湯加黄芩,如《千金方》、《外臺秘要》等;二謂桂枝湯增桂加附子,《金匱要略淺注》根據《傷寒論》太陽篇論述陽旦證時,有"因加附子參其間,增桂令汗出"句悟出。

按語　本條指出產後中風持久不愈的證治。

產後中風發熱,面正赤,喘而頭痛,竹葉湯主之。

竹葉湯方

竹葉乙把　葛根三兩　防風　桔梗　桂枝　人參甘草各乙兩　附子乙枚,炮　大棗十五枚　生薑五兩

右十味,以水一斗煮取二升半,分溫三服,溫覆使汗出。頸項強,用大附子一枚,破之如豆大,煎藥揚去沫,嘔者加半夏半升洗。

按語　本條指出產後中風而兼陽氣虛之證治。產後正氣大虛,復感風寒,以致正虛邪實,治當扶正祛邪,寓解表於扶正之中。故用竹葉湯扶陽氣、散表邪,表裏兼顧。

上述三條,示產後治法應以辨證爲主,不必拘泥於產後爲虛而貽誤病情。如證屬陽明裏實,亦可用大承氣湯攻下;產後表有風邪,雖續數十日,仍可用陽旦湯以解表邪;產後正虛挾有風邪,則用竹葉湯表裏兼治。貴在臨證權變。

婦人乳中虛[1]煩亂嘔逆,安中益氣,竹皮大丸主之。

竹皮大丸方

生竹茹二分　石膏二分　桂枝乙分　甘草七分　白薇乙分

右五味,末之,棗肉和[2]丸,彈子大,以飲服一丸,日三夜一服。有熱者,倍白薇,煩喘者,加柏實一分。

〔1〕乳中虛　謂哺乳期間,中氣虛弱。

〔2〕和　俞橋本作"爲"。

按語　本條指出產後虛弱煩嘔的證治,婦女在哺乳期中,乳汁去多,陰血不足,中氣亦虛,胃中有熱上衝,因而發生煩亂嘔逆。竹皮大丸雖無益氣之味,但能和中止嘔,嘔止則裏氣自安,故曰"安中益氣"。方中重用甘草,可見系甘藥緩急之功。

產後下利虛極〔1〕,白頭翁加甘草阿膠湯主之。

白頭翁加甘草阿膠湯方

白頭翁二兩　黃連　蘗皮　秦皮各三兩　甘草二兩
阿膠二兩

右六味,以水七升,煮取二升半,内膠,令消盡,分溫三服。

〔1〕虛極　因衝任既虛於前,痢疾復虛於後,二虛相值,故謂虛極。

按語　白頭翁湯苦寒清熱,堅陰止痢;阿膠養血,甘草和中。凡陰虛血弱而病熱痢下重者,均可使用,不必泥於產後。

附方

《千金》三物黃芩湯　治婦人在草〔1〕蓐〔2〕,自發露得風〔3〕,四肢苦煩熱〔4〕,頭痛者,與小柴胡湯。頭不痛,但煩者,此湯主之〔5〕。

黃芩乙〔6〕兩　苦參二兩　乾地黃四兩

右三味,以水八升,煮取二升,溫服一升〔7〕。多吐下蟲。

〔1〕草　《千金方》卷三無。

〔2〕草蓐　《説文・艸部》段注:"訓陳草復生。"引申爲薦席之蓐,此處喻爲婦人產後。《千金方》卷三"蓐"下有"蓋四肢苦煩熱。皆"七字。

〔3〕得風 《千金方》卷三作"所爲"。發露得風,指産婦分娩時,因調攝不慎而感受外邪。

〔4〕四肢苦煩熱 《千金方》卷三無,有"苦"字。

〔5〕此湯主之 《千金方》卷三作"與三物黃芩湯"。

〔6〕乙 《千金方》卷三作"二"。

〔7〕溫服一升 《千金方》卷三第三作"去滓,適寒溫,服一升,日二服"。

《千金》内補當歸建中湯 治婦人[1]産後虛羸不足。腹中刺[2]痛不止,吸吸[3]少氣,或苦少腹中急,摩[4]痛[5]引腰背,不能食飲,産後一月,日得四五劑爲善。令人强壯,宜[6]。

當歸四兩　桂枝三兩　芍藥六兩　生薑三兩[7]　甘草二兩　大棗十二[8]枚

右六味,以水一斗,煮取三升[9],分溫三服,一日令盡,若大虛,加飴糖六兩。湯成内之於火上煖,令飴消,若去血過多,崩傷内衄[10]不止,加地黃六兩,阿膠二兩,合八味,湯成内阿膠。若無當歸,以芎藭代之;若無生薑,以乾薑[11]代之。

〔1〕婦人 《千金方》卷三無。

〔2〕刺 《千金方》卷三作"疞"。

〔3〕吸吸 《説文・口部》:"吸,内息也。内息,納其息也"。吸吸,即吸氣。

〔4〕摩 《廣雅・釋詁四》:"摩,猶隱也"。摩痛,即隱隱作痛。

〔5〕少腹中急摩痛 《千金方》卷三作"少腹拘急攣痛"。

〔6〕宜 《千金方》卷三作"方"。

〔7〕三兩 《千金方》卷三作"六兩"。

〔8〕十二 《千金方》卷三作"十"。

〔9〕升 《千金方》卷三下有"去滓"二字。

〔10〕衄 《千金方》卷三作"竭"。

〔11〕薑 《千金方》卷三下有"三兩"二字。

婦人雜病脉證并治第二十二

論一首 脉證合十四條 方十三[1]首

〔1〕十三 原作"十六",據目録、俞橋本改。

提要 本篇論述婦人雜病之病因、證候及治法。病因則不外虛、積冷、結氣;證則有熱入血室、經水不利、漏下、帶下、轉胞、腹痛、咽中炙臠、臟躁及前陰疾患等;治有審陰陽、分虛實、行鍼藥之別;内治可服湯、丸、散、酒等劑,外治則有鍼刺、洗劑、坐藥及潤導之法,開後世辨治婦人雜病之先河。

婦人中風,七八日續來寒熱,發作有時,經水適斷,此爲熱入血室[1],其血必結[2],故使如瘧狀,發作有時,小柴胡湯主之。方見嘔吐中。

〔1〕熱入血室 室,《説文·宀部》:"實也";《釋名》:"宫爲之室,室爲之宫"。前人對血室解釋有三:一指衝任脉,二指肝藏,三指子宫。可見皆爲藏血之所。熱入血室,指婦女在月經期間,感受外邪,邪熱與血互相搏結於血室所致之病證。

〔2〕其血必結 指邪熱與經血互結,以致月經停止不行。

按語 本證與傷寒少陽證雖同用小柴胡湯,但少陽證則專以和解少陽之樞;熱入血室證除解如瘧之寒熱外,又散血室之熱結,故宜酌加活血涼血行瘀之品,俾使熱邪解而乍結之血行耳!

婦人傷寒發熱,經水適來,晝日明了[1],暮則讝語,如見鬼狀者,此爲熱入血室,治之無犯胃氣及上二焦,必自愈。

〔1〕明了　明白了解,即神志清楚。

按語　本證雖發熱,但邪陷不深,其血未結,月經并不因此而停,血室之熱可隨經水排出而愈。不可見其讝語,誤認胃實而用下,亦不能因其寒熱而發太陽之汗,但當治其下焦,採用活血行瘀之法,使經水流暢,鬱熱可解。

婦人中風,發熱惡寒,經水適來,得七八日熱除脉遲身涼和,胸脇滿,如結胸狀,讝語者,此爲熱入血室也。當刺期門〔1〕,隨其實而取之。

〔1〕期門　穴位名。足厥陰肝經募穴。位於乳中線上,乳頭下兩脇間。

按語　衝爲血海,肝經所主,其脉上連胸脇,下通胞室。熱入血室則上干胸脇,内擾神明,誠如《本事方》所云之"血結胸"證。刺期門以瀉其實邪,即血室之熱可隨之而解。

陽明病,下血讝語者,此爲熱入血室,但頭汗出,當刺期門,隨其實而瀉之。濈〔1〕然汗出者愈。

〔1〕濈(jí吉)然　疾貌。《昭明文選·曹植七啓》:"濈然鳧没。"

按語　上述四條,皆論熱入血室之證,與《傷寒論》同,因多見於婦人,故復列於此。無論經水適斷或適來,或表證已罷,邪熱内陷;或陽明熱盛,迫血下行;其病機均爲邪熱内陷,熱入血室,故治療不論鍼刺或用藥,均以瀉熱爲要。

婦人咽中如有炙臠〔1〕,半夏厚朴湯主之。

半夏厚朴湯方　《千金》作胸滿、心下堅、咽中帖帖〔2〕如有炙肉〔3〕,吐之不出,吞〔4〕之不下。

半夏一升　厚朴三兩　茯苓四兩　生薑五兩　乾蘇葉二兩

右五味〔5〕,以水七升,煮取四升,分温〔6〕四服,日三夜一服〔7〕。

〔1〕炙臠　炙，烤；臠，《説文·焱部》："切肉也"。炙臠，即烤肉塊。

〔2〕帖帖　《説文通訓定聲·謙部第四》："帖，亦變作帖"。《釋名·釋牀帳》："牀前帷曰帖，言帖帖而垂也"，此處形容咽中似有物黏貼。

〔3〕肉　《千金方》卷三下有"臠"字。

〔4〕吞　《千金方》卷三作"咽"。

〔5〕味　《千金方》卷三下有"㕮咀"二字。

〔6〕温　《千金方》卷三無。

〔7〕服　《千金方》卷三無，有"不差頻服。一方無蘇葉、生薑"。

按語　本證後世或稱之謂"梅核氣"，併見於男子，非獨婦人。多系七情鬱結，氣滯痰凝所致，自覺咽中梗阻，有異物感，咯之不出，吐之不下。半夏厚朴湯功能開結化痰，寒凝氣鬱者宜之。若陰虛肺燥者，則又非所宜。

婦人藏躁，喜悲傷欲哭，象如神靈所作，數欠伸，甘麥大棗湯主之。

甘草小麥大棗湯方

甘草三[1]兩　小麥乙升　大棗十枚

右三味[2]，以水六升，煮取三升，温分三服，亦補脾氣。

〔1〕三兩　俞橋本作"二兩"。

〔2〕味　原作"分"，據趙開美本改。

按語　藏躁病與百合病皆陰不足之證，與情志相關，均見精神證狀，因其表現不同，故施治亦異，然其病機皆系陰虛，故百合地黄湯與甘麥大棗湯亦可并用。

此條與前半夏厚朴湯證爲一散一緩、一燥一潤之例。

婦人吐涎沫，醫反下之，心下即痞，當先治其吐涎沫，小青龍湯主之。涎沫止，乃治痞，瀉心湯主之。

小青龍湯方見痰飲[1]中。

瀉心湯方見驚悸中。

〔1〕痰飲　原誤作"肺癰"，據本書痰飲欬嗽病脉證并治第十二改。

婦人之病，因虛、積冷、結氣，爲諸經水斷絕，至有歷年，血寒積結胞門，寒傷經絡。凝堅在上，嘔吐涎唾，久成肺癰，形體損分[1]；在中盤結，繞臍寒疝，或兩脇疼痛，與藏相連；或結熱中[2]，痛[3]在關元。脉數無瘡，肌若魚鱗，時着男子，非止女身。在下未多，經候不勻。冷[4]陰掣痛，少腹惡寒，或引腰脊，下根氣街[5]，氣衝急痛，膝脛疼煩，奄忽[6]眩冒，狀如厥癲，或有憂慘，悲傷多嗔[7]，此皆帶下[8]，非有鬼神，久則羸瘦，脉虛多寒。

三十六病[9]，千變萬端。審脉陰陽，虛實緊弦，行其鍼藥，治危得安，其雖同病，脉各異源，子當辨[10]記，勿謂不然。

〔1〕損分　意爲得病之後，形體消瘦，與未病以前不同。

〔2〕熱中　即中焦熱盛。《靈樞·五邪》："陽氣有餘，陰氣不足，則熱中善饑"。

〔3〕痛　俞橋本作"病"。

〔4〕冷　醫統本作"令"。

〔5〕氣街　穴位名。足陽明胃經之穴，衝脉由此開始，故又名氣衝，位於小腹部下方，股部上方交界處之鼠蹊部。

〔6〕奄忽　《騈雅·釋訓下》："俄頃也"。

〔7〕嗔　嗔，同膜。《廣韻·第十七》："膜，怒也"。

〔8〕帶下　泛指婦科經帶諸疾。《史記·扁鵲倉公列傳》："扁鵲過邯鄲，聞貴婦人，即爲帶下醫"。

〔9〕三十六病　《金匱要略心典》謂："三十病者，十二癥、九痛、七

害、五傷、三痼也。",此泛指多種疾病。

〔10〕辨　趙開美本、醫統本皆作"辯"。

按語　本條論述婦人雜病的病因、證候和論治原則,爲本篇之總綱。

婦人經帶病,其因有三:曰因虛、積冷、結氣。因虛者,婦人以經帶生產,脫血之機會多,其體自虛衰。因積冷者,舊時婦女多有乳子、烹飪之勞,或受風或入水,併食生冷果蔬是也。因結氣者,多指情志間之病因,如上下勃豁,左右欠睦,悲憤鬱怒,其氣爲之結。婦人有此三因,血病經帶易作。

又:婦女經期之通閉,與心血强弱有關;帶下之愈劇,與脾土之固否有關;經帶之通閉,與肝腎之藏疏有關。由是而觀,則謂婦人血病經帶諸證與心、脾、腎有關,再以虛、冷、氣三因,致衝任不調而成,自亦有據。仲景有"凝堅在上"、"在中盤結"、"在下未多"之敍述,亦包含多種婦人雜病在內也。所謂"三十六病"莫不由此根源而起。故於千變萬端諸證之中,總審脉之陰陽、虛實、緊弦,證之寒熱虛實,行其針藥之温、凉、攻、補,方能治危得安。

問曰:婦人年五十所,病下利,數十日不止,暮即發熱,少腹裏急,腹滿,手掌煩熱,唇口乾燥,何也?師曰:此病屬帶下,何以故?曾經半產,瘀血在少腹不去。何以知之?其證唇口乾燥,故知之,當以温經湯主之。

温經湯方

吳茱萸三兩　當歸　芎藭　芍藥各二兩　人參　桂枝　阿膠　牡丹去心　生薑　甘草各二兩　半夏半升　麥門冬乙升,去心右十二味,以水一斗,煮取三升,分温三服。亦主婦人少腹寒,久不受胎,兼取崩中去血,或月水來過多,及至期不來。

按語 本證因衝任虛寒,又復瘀血停留,故用溫經湯散衝任之寒,補衝任之虛。凡此所致之月經不調、痛經、不孕,皆可仿此加減治之。

又:《醫宗金鑑》謂"下利"當作"下血",可參。

帶下,經水不利,少腹滿痛,經一月再見者,土瓜根散主之。

土瓜根散方陰癩[1]腫亦主之。

土瓜根[2]　芍藥　桂枝　䗪蟲各三分[3]

右四味,杵爲散,酒服方寸匕,日三服。

〔1〕癩(tuí 頹)　男子陰器與少腹相連急痛之證。

〔2〕土瓜根　即王瓜根。《神農本草經》"主消渴,内痹,瘀血,月閉,寒熱酸疼,益氣愈聾"。

〔3〕分　趙開美本作"兩"。

按語 土瓜根散與抵當湯同治瘀血,然抵當湯治凝結之瘀血,土瓜根散治似通實不暢通,但未凝結之凝血。

寸口脉弦而大,弦則爲減,大則爲芤,減則爲寒,芤則爲虛,寒虛相搏,此名曰革,婦人則半産漏下,旋覆花湯主之。

旋覆花湯方

旋覆花三兩　葱十四莖　新絳少許

右三味,以水三升,煮取一升,頓服之。

按語 本條已見於本書血痹虛勞病脉證并治第六和驚悸

吐衄下血胸滿瘀血病脉證并治第十六,但無"男子則亡血失精"
及"旋覆花湯主之"句,可見是條系專爲婦人雜病而設。弦減大
芤爲虛寒之脉,用旋覆花湯疏肝散結,理血通絡,似與虛寒之旨
不合。然誠如《金匱要略心典》所云:"肝以陰藏而舍少陽之氣,
以生化爲事,以流行爲用。是以虛不可補,解其鬱聚,即所以補;
寒不可溫,行其血氣,即所以溫"。

　　婦人陷經[1],漏下,黑不解,膠薑湯主之。臣億等校諸
本無膠姜湯方,想是前妊娠中膠艾湯。

　　〔1〕陷經　《醫宗金鑑》:"陷經者,爲經血下陷,即今陷下崩中病也"。

　　婦人少腹滿如敦[1]狀,小便微難而不渴,生後[2]
者,此爲水與血并結在血室也,大黃甘遂湯主之。

大黃甘遂湯方

　　大黃四兩　甘遂二兩　阿膠二兩

　　右三味,以水三升,煮取一升,頓服之,其血當下。

　　〔1〕敦(duì 對)　古代盛物之器,其形上下稍銳,中部肥大。

　　〔2〕生後　指産後。

　　按語　婦人少腹滿,有蓄水、蓄血、水血互結之別。蓄水者
宜五苓散,蓄血者宜抵當湯,水血互結者宜本方。

　　婦人經水不利下,抵當[1]湯主之。亦治男子膀胱滿急,有
瘀血者。

抵當湯方

　　水蛭三十個,熬　　䗪蟲三十枚[2],熬,去翅足　　桃仁二十個,去
皮尖　大黃三兩,酒浸

　　右四味,爲末,以水五升,煮取三升,去滓,溫服一升。

　　〔1〕當　原作"黨",據趙開美本改。

〔2〕枚 原脱,據趙開美本補。

婦人經水閉不利,藏堅癖不止[1],中有乾血,下白物[2],礬石丸主之。

礬石丸方

礬石三分,燒 杏仁乙分

右二味,末之,煉蜜和丸,棗核大,内藏[3]中,劇者再内之。

〔1〕藏堅癖不止 謂胞宮内乾血堅結不散。

〔2〕白物 指白帶。

〔3〕藏 此指陰道。

婦人六十二種風[1],及腹中血氣刺痛,紅藍花酒主之。

紅藍花酒方疑非仲景方。

紅藍花乙兩

右一味,以酒一大升,煎減半,頓服一半。未止,再服。

〔1〕六十二種風 泛指多種風證。

婦人腹中諸疾痛,當歸芍藥散主之。

當歸芍藥散方見前妊娠中。

婦人腹中痛,小建中湯主之。

小建中湯方見前虛勞中。

按語 上述三條,皆論婦人腹痛。因風邪乘虛而入,血凝氣滯者,主以紅藍花酒活血行氣;因血行不暢,兼有水氣者,主當歸芍藥散調和肝脾,養血滲濕;因中氣寒者主以小建中湯補中生血。

婦病三篇,皆敍腹痛病證。蓋因婦病腹痛爲臨診所常見耳!

問曰:婦人病,飲食如故,煩熱不得臥而反倚息者,何也? 師曰:此名轉胞[1],不得溺也,以胞系[2]了戾[3],故致此病。但利小便則愈,宜腎氣丸主之。

腎氣丸方

乾地黃八兩　薯蕷四兩　山茱萸四兩　澤瀉三[4]兩
茯苓三兩　牡丹皮三兩　桂枝　附子炮,各乙兩

右八味,末之,煉蜜和丸梧子大,酒下十五丸,加至二十五丸,日再服。

〔1〕轉胞　胞,《集韻·平聲爻第五》通脬;《說文·肉部》:"脬,膀胱也。"轉胞,系因膀胱脉絡扭曲不順,繚繞捻轉以致小便不利之病證。

〔2〕系　俞橋本作"絲"。

〔3〕戾　《說文通訓定聲·小部》:"凡物結糾紾縛不伸曰了戾"。

〔4〕三　原脫,據趙開美本補。

蛇床子散方　溫陰中坐藥[1]。

蛇床子仁

右一味,末之,以白粉[2]少許,和令[3]相得,如棗大,綿裹内之,自然溫。

〔1〕蛇床子散方,溫陰中坐藥　本條《脈經》卷九作"婦人陰寒,溫中坐藥,蛇床子散主之"。

〔2〕白粉 一説爲米粉，一説爲鉛粉。此處以前説爲是。

〔3〕令 醫統本作"合"。

少陰脉滑而數者，陰中即生瘡，陰中蝕瘡爛者，狼牙湯洗之。

狼牙湯方

狼牙三兩

右一味，以水四升，煮取半升，以綿纏筯[1]如繭，浸湯瀝陰中，日四遍。

〔1〕筯(zhù 住) 即筷子。

按語 狼牙湯、礬石丸、蛇床子散三方均爲外治之方，治婦人帶下陰癢等疾。前兩方有清熱燥濕之功，因下焦濕熱者宜之。若陰中有瘡者宜狼牙湯洗之；陰部無瘡，但中有乾血，藏堅癖不散者，宜礬石丸納陰中。蛇床子散有逐陰中寒濕之功，下焦虚寒，陰中冷者宜納之。

胃氣下泄，陰吹[1]而正喧，此穀氣之實也，膏髮煎導之。

膏髮煎方見黃疸中。

〔1〕陰吹 陰户中出聲，如後陰矢氣樣。

小兒疳蟲蝕齒方疑非仲景方。

雄黄 葶藶

右二味，末之，取臘月猪脂鎔，以槐枝綿裹頭四五枚，點藥烙之。

雜療方第二十三

論一首　證一條　方二十二[1]首

〔1〕二十二　原作"二十三",據醫統本、俞橋本改。

退五藏虛熱四時加減柴胡飲子方

冬三月加柴胡八分　白术八分　大腹檳榔四枚,并皮子用陳皮五分　生薑五分　桔梗七分

春三月加枳實　減白术共六味

夏三月加生薑三分　枳實五分　甘草三分共八味

秋三月加陳皮三分,共六味

右各㕮咀,分爲三貼[1],一貼以水三升,煮取二升,分溫三服。如人行四五里,進一服。如四體壅[2],添甘草少許,每貼分作三小貼,每小貼以水一升,煮取七合,溫服,再合滓爲一服,重煮,都成四服。疑非仲景方。

〔1〕貼　貼,通帖。

〔2〕四體壅　四體即四肢,壅有壅滯之意,《廣雅·釋詁》:"壅,障也",四體壅當作四肢沉滯不舒解。

長服訶梨勒丸方疑非仲景方。

訶梨勒煨[1]　陳皮　厚朴各三兩

右三味,末之,煉蜜丸如梧子大,酒飲服二十丸,加至三十丸。

〔1〕煨　醫統本無。

三物備急丸方見《千金方》,司空裴秀爲散用。亦可先和成汁,

乃傾口中,令從齒間得入,至良驗。

大黄乙兩　乾薑乙兩　巴豆乙兩,去皮、心,熬,外研如脂。

右藥各須精新,先搗大黄、乾薑爲末,研巴豆内中,合治一千杵,用爲散,蜜和丸亦佳,密器中貯之,莫令歇〔1〕。主心腹諸卒暴百病,若中惡客忤〔2〕,心腹脹滿,卒痛如錐刺,氣急口噤,停尸〔3〕卒死者,以暖水〔4〕若酒,服大豆許三四丸,或不下,捧頭起,灌令下咽,須臾當差。如未差,更與三丸,當腹中鳴,即吐下,便差。若口噤,亦須折齒灌之。

〔1〕歇　《千金方》卷十二作“歇氣”。“歇”通“泄”,《廣雅·釋詁》:“歇,泄也”。

〔2〕客忤　亦名卒忤。《諸病源候論·卒忤候》:“謂邪客之氣,卒犯忤人精神也。此是鬼厲之毒氣,中惡之類。人有魂魄衰弱者,則爲鬼氣所犯忤,喜於道間門外得之。其狀心腹絞痛脹滿,氣衝心胸,或即悶絕,不復識人,肉色變異。府藏虛竭者,不即治,乃至於死。”

〔3〕停尸　即伏尸。《諸病源候論·伏尸候》:“伏尸者,謂其病隱伏在人五藏内,積年不除,未發之時,身體平調,都如無患。若發動,則心腹刺痛,脹滿喘急”。

〔4〕暖水　底本作“緩水”,據醫統本改。

治傷寒,令愈〔1〕不復,**紫石寒食散方**見《千金翼》。

紫石英　白石英　赤石脂　鍾乳碓〔2〕鍊　栝蔞根
防風　桔梗　文蛤　鬼臼各十分　太一餘粮十分,燒　乾
薑　附子炮去皮　桂枝去皮,各四分

右十三味[3],杵[4]爲散,酒服方寸匕[5]。

〔1〕令愈 《千金翼方》卷十五作"已愈"。

〔2〕碓(duì兌) 《千金翼方》卷十五無。《説文·石部》:"碓,春也。"即石臼。此處可理解爲將鍾乳置於石臼中杵碎。

〔3〕右十三味 《千金翼方》卷十五本方有人參一兩,故作"右壹拾肆味"。

〔4〕杵 《千金翼方》卷十五作"搗篩"。

〔5〕方寸匕 《千金翼方》卷十五上有"三"字。

救卒死方

薤搗汁,灌鼻中。

又方

雄雞冠割取血,管吹内鼻中。

猪脂如雞子大,苦酒一升,煮沸,灌喉中。

雞肝及血塗面上,以灰圍四旁,立起。

大豆二七粒,以雞子白并酒和,盡以吞之。

救卒死而壯熱者方

礬石半斤,以水一斗半,煮消,以漬脚,令没踝。

救卒死而目閉者方

騎牛臨面,搗薤汁灌耳中,吹皂莢末鼻中[1],立效。

〔1〕騎牛臨面,搗薤汁灌耳中,吹皂莢末鼻中 臨,及也。《漢書·魏相傳》:"臨秋收斂"。此處指患者騎牛前俯,使其面及於牛背,以便向耳鼻中灌吹藥物。

救卒死而張口[1]反折者方

灸手足兩爪[2]後十四壯了[3],飲以五毒諸膏散。有巴豆者〔4〕。

〔1〕張口 《肘後備急方》卷一、《外臺秘要》卷二十八作"張目"。

〔2〕兩爪 《外臺秘要》卷二十八此下有"甲"字。

〔3〕十四壯了 《外臺秘要》卷二十八作"各十四壯"。

〔4〕五毒諸膏散有巴豆者 《外臺秘要》卷二十八此下有"良"字。又諸本均未見五毒諸膏散方。

救卒死而四肢不收失便者方

馬屎一升,水三斗,煮取二斗以洗之〔1〕。又取牛洞〔2〕稀糞也〔3〕。一升,溫酒〔4〕灌口中,灸心下一寸、臍上三寸、臍下四寸,各一百壯,差。

〔1〕之 《外臺秘要》卷二十八作"足"字。

〔2〕牛洞 《外臺秘要》卷二十八作"牛糞"。

〔3〕稀糞也 《外臺秘要》卷二十八無。

〔4〕酒 《外臺秘要》卷二十八此下有"和"字。

救〔1〕小兒卒死而吐利,不知是何病方

狗屎一丸,絞取汁,以灌之。無濕者,水煮乾者,取汁。

〔1〕救 原缺,據趙開美本補。

治尸蹶方〔1〕 尸蹶〔2〕脉動而無氣,氣閉不通,故靜而死也。

治方脉證見上卷。

菖蒲屑,内鼻兩孔中吹之。今〔3〕人以桂屑着舌下。

又方

剔〔4〕取左角髮方寸,燒末,酒和,灌令入喉,立起。

〔1〕治尸蹶方 原無,據目録補。

〔2〕尸蹶 底本殘缺不清,據趙開美本補。"蹶"通"厥"。《素問·繆刺論》已有"尸厥"之名。王冰注曰:"言其卒冒悶而如死尸,身脉猶如常

人而動也……以是從厥而生,故或曰尸厥。"

〔3〕 今 醫統本、明仿宋本、俞橋本俱作"令"。

〔4〕 剔 《素問·繆刺論》作"鬄",通"剃"。

救卒死、客忤死,還魂湯主之方

《千金方》云:主卒忤鬼擊飛尸,諸奄忽〔1〕氣絶無復覺,或已無脉,口噤
拗不開,去齒下湯。湯下口〔2〕不下者,分病人髪左右,捉搚〔3〕肩引〔4〕之。
藥下,復增取一升,須臾立甦。

麻黄三兩,去節,一方四兩 杏仁去皮尖,七十個 甘草乙兩,
炙,《千金》用桂心二兩

右三味,以水八升,煮取三升,去滓,分令咽之。通
治諸感忤。

又方

韭根一把 烏梅二七個〔5〕 吳茱萸半升,炒

右三味,以水一斗,煮之。以病人櫛〔6〕内中,三沸,
櫛浮者生,沉者死。煮取三升,去滓,分飲之。

〔1〕奄忽 死亡也。《後漢書·趙岐傳》:"有重疾,卧蓐七年,自慮
奄忽。"

〔2〕下口 《千金方》卷二十五作"入口"。

〔3〕搚(là 拉) 與拉同。《説文·手部》"拉,摧也"。

〔4〕引 猶進也。《禮記·檀弓上》:"引而進之。"

〔5〕二七個 趙開美本作"二十枚"。

〔6〕櫛(zhì 至) 《説文·木部》:"梳比之總名也。"

救自縊死方〔1〕 救自縊死,旦至暮,雖已冷,必可
治。暮至旦,小難也。恐此當言陰氣〔2〕盛故也。然夏
時夜短於晝,又熱,猶應可治。又云:心下若微溫者,一
日以上,猶可治之。方

徐徐抱解,不得截繩,上下安被卧之。一人以脚

踏其兩肩,手少挽其髮,常弦弦^[3]勿縱之。一人以手按據胸上,數動之。一人摩捋臂脛,屈伸之。若已殭^[4],但漸漸強屈之,并按其腹。如此一炊頃,氣從口出,呼吸眼開而猶引按莫置,亦勿苦勞之。須臾,可少桂湯及粥清含與之,令濡喉,漸漸能嚥,乃^[5]稍止。若向令兩人^[6]以管吹其兩耳㸀^[7]好。此法最善,無不活者^[8]。

〔1〕救自縊死方　原無,據目錄補。

〔2〕陰氣　醫統本、明仿宋本、俞橋本俱作"恣氣"。

〔3〕弦弦　猶緊緊也。

〔4〕殭　通"僵"。

〔5〕乃　原作"及",據《外臺秘要》卷二十八改。

〔6〕若向令兩人　《外臺秘要》卷二十八作"兼令兩人",後有一"各"字。

〔7〕㸀(mí 彌)　《外臺秘要》卷二十八作"彌"。"㸀",愈也,益也。馬端臨《文獻通考·輿地考序》:"晉時分州爲十九,自晉以後,所分㸀多,所統㸀狹。"

〔8〕者　趙開美本作"也"。

療中暍方^[1]　凡中暍死,不可使得冷,得冷便死,療之方

屈草帶^[2],繞暍人臍,使三兩人溺其中,令溫。亦可用熱泥和屈草,亦可扣瓦椀底按及車缸^[3]以着暍人,取令溺,須得流去。此謂道路窮卒無湯,當令溺其中,欲使多人溺,取令溫。若有^[4]湯便可與之,不可^[5]泥及車缸,恐此物冷。暍既在夏月,得熱泥土、暖車缸,亦可用也。

〔1〕療中暍方　原無,據目錄補。

〔2〕屈草帶　《外臺秘要》卷二十八作"屈革帶"。屈草帶,謂取草

繩、草鞭之類,屈作圓圈,便可繞臍環放,以受溺而使之流去者是也。

〔3〕車缸 一名車轄,《本草綱目》云:"即車軸鐵轄頭。"

〔4〕有 底本無,據《外臺秘要》卷二十八補。

〔5〕可 《外臺秘要》卷二十八作"用"。

救溺死方

取竈中灰兩石餘以埋人,從頭至足。水出七孔,即活。

右療自溢、溺、暍之法,並出自張仲景爲之。其意殊絶[1],殆非常情所及,本[2]草所能關[3],實救[4]人之大術矣。傷寒家數[5]有暍病[6],非此遇熱之暍。見《外臺》、《肘後》目[7]。

〔1〕其意殊絶 《外臺秘要》卷二十八作"其意理殊絶"。

〔2〕本 《外臺秘要》卷二十八此上有"亦非"二字。

〔3〕關 《外臺秘要》卷二十八作"開悟"。

〔4〕救 《外臺秘要》卷二十八此上有"拯"字。

〔5〕數 《外臺秘要》卷二十八作"別復"。

〔6〕暍病 《外臺秘要》卷二十八此下有"在上仲景論中"六字。

〔7〕目 明仿宋本、俞橋本無。

治馬墜及一切筋骨損方 見《肘後方》。

大黃一兩[1],切,浸,湯成下 緋帛如手大,燒灰 亂髮如雞子大,燒灰用 久用炊單布乙尺,燒灰 敗蒲一握,三寸 桃仁四十九個[2],去皮尖,熬[3] 甘草如中指節,炙,剉

右七味,以童子小便量多少煎湯成,内酒一大盞,次下大黃,去滓,分溫三服。先剉敗蒲席半領,煎湯浴,衣被蓋覆[4],斯須通利數行,痛楚立差,利及浴水赤,勿

怪,即瘀血也。

〔1〕 一兩 《千金方》卷二十五引《肘後方》作"三兩"。

〔2〕 個 趙開美本作"枚"。

〔3〕 熬 趙開美本作"喫"。

〔4〕 蓋覆 原作"覆復",據俞橋本改。

禽獸魚虫禁忌并治第二十四

論辨〔1〕二首　合九十法　方二十一首〔2〕

〔1〕 辨 趙開美本作"辯"。

〔2〕 方二十一首 原作"方二十二首",據目録、醫統本、俞橋本改。

凡飲食滋味,以養於生,食之有妨,反能爲害。自非服藥煉液,焉能不飲食乎。切見時人,不閑〔1〕調攝,疾疢競起,若不因食而生,苟全其生,須知切忌者矣。所食之味,有與病相宜,有與身相害,若得宜則益體,害則成疾,以此致危,例皆難療。凡煮藥飲汁以解毒者,雖云救急,不可熱飲,諸毒病得熱更甚,宜冷飲之。

〔1〕 閑 《廣雅·釋詁》:"習也"。

肝病禁辛,心病禁鹹,脾病禁酸,肺病禁苦,腎病禁甘。春不食肝,夏不食心,秋不食肺,冬不食腎,四季不食脾。辨〔1〕曰:春不食肝者,爲肝氣王〔2〕,脾氣敗,若食肝,則又補肝,脾氣敗尤甚,不可救。又肝王之時〔3〕,不〔4〕可以死氣入肝,恐傷魂也。若非王時,即虛,以肝補之佳,餘藏準〔5〕此。

〔1〕 辨 趙開美本作"辯"。

〔2〕氣王　原殘缺,據趙開美本補。

〔3〕時　原殘缺,據趙開美本補。

〔4〕不　原殘缺,據趙開美本補。

〔5〕藏準　原殘缺,據趙開美本補。

凡[1]肝藏自不可輕噉[2],自死者彌甚[3]。

〔1〕凡　原本殘缺,據趙開美本補。《外臺秘要》卷三十一作"又凡物"。

〔2〕噉　同啖,食也。

〔3〕彌甚　《外臺秘要》卷三十一作"彌勿食之"。《集韻》:"彌,益也。"

凡[1]心皆爲神識所舍,勿食之[2],使人來生復其[3]報對[4]矣[5]。

〔1〕凡　《外臺秘要》卷三十一作"諸"。

〔2〕爲神識所舍,勿食之　《外臺秘要》卷三十一作"勿食之,爲神識所舍"。

〔3〕復其　《外臺秘要》卷三十一作"獲"。

〔4〕報對　《集韻》:"報,酬也",《詩·衛風木瓜》:"投我以木瓜,報之以琼瑶";《廣韻·隊第十八》:"對,答也"。報對即酬答之意。

〔5〕矣　《外臺秘要》卷三十一無。

凡肉及肝,落地不着塵土者,不可食之。

豬肉落水浮者,不可食。

諸肉及魚,若狗不食,鳥不啄者,不可食。

諸肉不乾,火炙[1]不動,見水自動者,不可食之。

〔1〕炙　底本作"灸",據俞橋本改。炙,燒也。《說文·焱部》:"炙,炮肉也,從肉在火上。"

肉中有如米[1]點者,不可食之。

〔1〕米　底本作"朱",據《經史證類大觀本草》卷十八引陳藏器:"肉中有星如米殺人","朱"當作"米",據改。

六畜肉[1],熱血不斷者,不可食之。

〔1〕六畜肉 《諸病源候論》卷二十八食六畜肉中毒候：“六畜者，謂牛、馬、豬、羊、雞、狗也。”

父母及身本命肉[1]，食之令人神魂不安。

〔1〕身本命肉 《千金方》卷二十七：“勿食父母本命所屬肉，令人命不長。勿食自己本命所屬肉，令人魂魄飛揚”。身本命肉，謂同自身屬肖相同之肉，如子鼠丑牛等。

食肥肉及熱羹，不得飲冷水。

諸五藏及魚，投地塵土不污者，不可食之。

穢飯餒[1]肉臭魚，食之皆傷人。

〔1〕餒 《爾雅·釋器》：“魚謂之餒”。《注》：“內爛。”《疏》：“魚爛從內發，故云內爛，今本內作肉，恐誤。”義爲“魚爛”。《論語·鄉黨》：“魚餒而肉敗不食”。

自死肉，口閉者，不可食之。

六畜自死，皆疫死，則有毒，不可食之。

獸[1]自死，北首[2]及[3]伏地者[4]，食之殺人[5]。

〔1〕獸 《千金方》卷二十六作“野獸”。

〔2〕北首 《廣韻·有第四十四》：“首，頭也”。北首，猶言頭向北也。

〔3〕及 《千金方》卷二十六無。

〔4〕者 《千金方》卷二十六無。

〔5〕食之殺人 《千金方》卷二十六作“不可食”。

食生肉，飽飲乳，變成白蟲[1]。一作血蟲[2]。

〔1〕白蟲 即寸白蟲。《諸病源候論》卷十八·九蟲病諸候云：“白蟲，長一寸。”又云：“色白，形小褊，因府藏虛弱而能發動。”

〔2〕血蟲 《說文·蟲部》：“蟲，腹中蟲也”。蓄血及寄生蟲引起之臟脹，名曰血蟲，亦稱血脹。

疫死牛肉，食之令病洞下，亦致堅積，宜利藥下之。

脯[1]藏米[2]甕中，有毒，及經夏食之，發腎病。

〔1〕脯 《說文·肉部》：“脯，乾肉也”。

〔2〕米 原作"朱",據趙開美本改。

治^{〔1〕}自死六畜肉^{〔2〕}中毒方

黃蘗屑^{〔3〕},擣服方寸匕^{〔4〕}。

〔1〕治 《外臺秘要》卷三十一作"食"。

〔2〕肉 《外臺秘要》卷三十一此上有"諸"字。

〔3〕黃蘗屑 《外臺秘要》卷三十一作"擣黃蘗末"。

〔4〕擣服方寸匕"擣服",《外臺秘要》卷三十一作"水和"。"方寸匕"下有"服,未覺再服差"六字。

治食鬱肉漏脯中毒方鬱肉,密器蓋之隔宿者是也。漏脯,茅屋漏下沾着者是也。

燒犬屎,酒服方寸匕,每服人乳汁亦良。

飲生韭汁三升,亦得。

治黍米中藏乾脯食之中毒方

大豆^{〔1〕}濃煮汁,飲數升即解。亦治諸^{〔2〕}肉漏脯等毒。

〔1〕大豆 即黑豆(《日華子本草》)、黑大豆(《本草圖經》)。

〔2〕諸 原作"狸",據《外臺秘要》卷三十一改。

治食生肉中毒方

掘地深三尺,取其下土三升,以水五升,煮數沸,澄清汁,飲一升,即愈。

治六畜鳥獸肝中毒方

水浸豆豉,絞取汁,服數升愈。

馬腳無^{〔1〕}夜眼^{〔2〕}者,不可食之。

〔1〕馬脚無　原殘缺,據趙開美本補。

〔2〕夜眼　馬足膝上所生之無毛黑點,大如棋碁,謂之夜眼。《本草綱目》卷五十云:"夜眼在足膝上,馬有此能夜行,故名。"一名附蟬尸。

食酸[1]馬肉,不飲酒,則殺人[2]。

〔1〕酸　《外臺秘要》卷三十一作"駿"。

〔2〕則殺人　《外臺秘要》卷三十一作"殺人也"。

馬肉不可熱[1]食,傷人心。

〔1〕不可熱　原殘缺,據趙開美本補。

馬鞍下肉[1],食之殺人[2]。

〔1〕馬鞍下肉　《千金方》卷二十六引黃帝云"白馬鞍下烏色徹肉裏者"。

〔2〕食之殺人　《千金方》卷二十六引黃帝云"食之傷人五藏"。《外臺秘要》卷三十一作"不可食"。

白馬黑[1]頭者[2],不可食之[3]。

〔1〕黑　《千金方》卷二十六引黃帝作"玄"。

〔2〕者　《千金方》卷二十六引黃帝無。

〔3〕不可食之　原缺"食之"二字,據趙開美本補。《千金方》卷二十六引黃帝云"食其腦令人癲"。《外臺秘要》卷三十一引《肘後》無"之"字。

白馬青蹄者[1],不可食之[2]。

〔1〕者　《千金方》卷二十六引黃帝、《外臺秘要》卷三十一引《肘後》均作"肉"。

〔2〕之　《千金方》卷二十六引黃帝、《外臺秘要》卷三十一引《肘後》均無。

馬肉狖肉共食,飽醉臥,大忌。

驢馬肉合豬肉食之,成霍亂。

馬肝及毛,不可妄食,中毒害人。

治[1]馬肝毒中人未死[2]方

雄[3]鼠屎二七粒[4],末之,水和服[5],日再服[6]。屎尖[7]者是。

又方

人垢[8]，取方寸匕[9]，服之佳[10]。

〔1〕治　《千金方》卷二十四此下有"生食"二字。《外臺秘要》卷三十一作"食"字。

〔2〕毒中人未死　《千金方》卷二十四作"毒殺人"。《外臺秘要》卷三十一作"中毒"。

〔3〕雄　《千金方》卷二十四、《外臺秘要》卷三十一俱作"牡"。

〔4〕粒　《千金方》卷二十四、《外臺秘要》卷三十一俱作"枚"。

〔5〕末之，水和服　《千金方》卷二十四作"以水研飲之"。《外臺秘要》卷三十一作"水和研飲之"。

〔6〕日再服　《千金方》卷二十四作"不差更服"。《外臺秘要》卷三十一無此三字。

〔7〕屎尖　《千金方》卷二十四、《外臺秘要》卷三十一俱作"兩頭尖"。

〔8〕人垢　《千金方》卷二十四、《外臺秘要》卷三十一俱作"頭垢"。《千金方》此上有"取"字，《外臺秘要》此上有"服"字。

〔9〕取方寸匕　《千金方》卷二十四作"如棗核大"。《外臺秘要》卷三十一作"一錢匕"。

〔10〕服之佳　《千金方》卷二十四作"吞之，起死人"。《外臺秘要》卷三十一作"立差"。

治[1]食馬肉中毒[2]欲死[3]方

香豉二兩[4]　杏仁三兩[5]

右二味，蒸一食頃[6]，熟，杵之服[7]，日再服[8]。

又方

煮[9]蘆根汁，飲之良[10]。

〔1〕治　《外臺秘要》卷三十一無。

〔2〕中毒　《千金方》卷二十四、《外臺秘要》卷三十一俱作"洞下"。

《千金方》此上有"血"字。

〔3〕欲死　《外臺秘要》卷三十一此下有"者"字。

〔4〕香豉二兩　《千金方》卷二十四、《外臺秘要》卷三十一俱作"豉二百粒"。

〔5〕杏仁三兩　《千金方》卷二十四、《外臺秘要》卷三十一俱作"杏人二十枚"。

〔6〕蒸一食頃　《千金方》卷二十四作"㕮咀，蒸之五升米下"。《外臺秘要》卷三十一作"合於炊飯中蒸之"。

〔7〕熟，杵之服　《千金方》卷二十四作"飯熟擣之"。《外臺秘要》卷三十一作"擣丸"。

〔8〕日再服　《千金方》卷二十四作"再服令盡"。《外臺秘要》卷三十一作"服之至差"。

〔9〕煮　《千金方》卷二十四無。

〔10〕飲之良　《千金方》卷二十四作"飲以浴即解"。

疫死牛，或目赤，或黃，食之大忌。

牛肉共豬肉食之，必作寸白蟲。

青牛〔1〕腸，不可合犬〔2〕肉食之〔3〕。

〔1〕青牛　《外臺秘要》卷三十一引《肘後》無"青"字。青牛，即水牛。

〔2〕犬　《外臺秘要》卷三十一引《肘後》此下有"血"字。

〔3〕食之　《外臺秘要》卷三十一引《肘後》作"等食"。

牛肺，從三月至五月，其中有蟲如馬尾，割去勿食，食則損人。

牛羊豬肉，皆不得以楮木桑木蒸炙〔1〕。食之，令人腹內生蟲。

〔1〕炙　底本作"灸"，據醫統本、俞橋本改。

噉蛇牛肉殺人〔1〕。何以知之？噉蛇者，毛髮向後順者是也。

〔1〕噉蛇牛肉殺人　《諸病源候論》卷二十六‧食牛肉中毒候云：

“凡食牛肉有毒者,由毒蛇在草,牛食因誤噉蛇則死。亦有蛇吐毒著草,牛食其草亦死。此牛肉則有大毒。……食此牛肉則令人心悶,身體痺,甚者乃吐逆下利,腹痛不可堪,因而致死者非一也”。

治噉蛇牛肉食之欲死方二

飲人乳汁一升,立愈。

又方

以泔[1]洗頭,飲一升,愈。

牛肚[2]細切,以水一斗,煮取一升,煖飲之,大汗出者愈。

〔1〕泔　《説文通訓定聲·謙部第四》:“泔,淅米汁也”。

〔2〕牛肚　即牛胃。

治食牛肉中毒方

甘草煮汁飲之,即解。

羊肉,其[1]有宿熱者,不可食之。

〔1〕羊肉,其　原本殘缺,據趙開美本補。

羊肉不可共生魚、酪[1]食之,害人。

〔1〕酪　《千金方》卷二十六此下有“和”字。

羊[1]蹄甲中有珠子白者,名羊懸筋,食之令人顛。

〔1〕羊　原本殘缺,據趙開美本補。《千金方》卷二十六此上有“凡一切”三字。

白羊黑頭,食其腦,作腸癰。

羊[1]肝共生[2]椒食之,破人五藏[3]。

〔1〕羊　《千金方》卷二十六此上有“一切”二字。

〔2〕共生　《千金方》卷二十六作“生共”。

〔3〕藏　《千金方》卷二十六此下有“傷心”二字。

猪肉共羊肝和食之,令人心悶。

猪肉以生胡荽同食,爛人臍。

猪脂不可合梅子食之。

猪肉和葵[1]食之,少氣。

〔1〕葵 即冬葵,又名葵菜。

鹿肉[1]不可和蒲白[2]作羹,食之[3]發惡瘡。

〔1〕鹿肉 底本作“鹿人”,據《千金方》卷二十六改。《千金方》此上有“白”字。

〔2〕蒲白 即香蒲之根莖蒲蒻,一名蒲蒻。《新修本草》謂其“春初生,用白爲菹。”

〔3〕食之 《千金方》卷二十六無。

麋脂及梅李子,若妊娠[1]食之,令子青盲,男子傷精。

〔1〕娠 趙開美本作“婦”。

麋肉不可合蝦及生菜、梅李果食之,皆病人。

瘖疾人,不可食熊肉,令終身不愈。

白犬自死,不出舌者,食之害人。

食狗鼠餘[1],令人發瘻瘡。

〔1〕狗鼠餘 狗鼠之剩食也,有涎毒在其中。《諸病源候論》卷三十四·瘻病諸候引《養生方》云:“十二月勿食狗鼠殘肉,生瘡及瘻,出頸項及口裏,或生咽內”。又云:“正月勿食鼠殘食,作鼠瘻,發於頸項。或毒入腹下,血不止,或口生瘡如有蟲食。”

治食犬肉不消成病方[1] 治食犬肉不消,心下[2]堅或腹脹,口乾大渴,心急發熱,妄語如狂[3],或洞下方

杏仁一升,合皮,熟,研用[4]

以[5]沸湯三升和,取汁[6]分三服,利下肉片[7],大[8]驗。

〔1〕治食犬肉不消成病方　原無，據目録補。

〔2〕心下　《千金方》卷二十四作"心中"。

〔3〕妄語如狂　《千金方》卷二十四作"狂言妄語"。

〔4〕熟，研用　《千金方》卷二十四作"研"。

〔5〕以　趙開美本此上有"右一味"三字。俞橋本此上有"一味"二字。

〔6〕取汁　《千金方》卷二十四此上有"絞"字。

〔7〕利下肉片　《千金方》卷二十四作"狗肉皆完片出即静"。

〔8〕大　《千金方》卷二十四作"良"。

婦人妊娠，不可食兔肉、山羊肉及鱉、雞、鴨，令子無聲音。

兔肉不可合[1]白雞肉食之，令人面發黃[2]。

〔1〕不可合　《千金方》卷二十六引黃帝作"共"。

〔2〕面發黃　《千金方》卷二十六引黃帝作"血氣不行"。

兔肉着乾薑食之[1]，成[2]霍亂。

〔1〕着乾薑食之　《千金方》卷二十六引黃帝作"共薑食"。

〔2〕成　《千金方》卷二十六引黃帝此上有"變"字。

凡鳥自死，口不閉，翅不合者，不可食之。

諸禽[1]肉，肝青者，食之殺人。

〔1〕禽　鳥屬也。《爾雅·釋鳥》："二足而羽謂之禽。"

雞有六翮[1]四距[2]者，不可食之。

〔1〕六翮(hé 河)　《説文·羽部》："翮，羽莖也。"六翮，即六根羽莖。

〔2〕四距　距，雞爪也。四距，即四隻雞爪。

烏雞白首者，不可食之。

雞不可共葫蒜[1]食之，滯氣。一云雞子。

〔1〕葫蒜　即大蒜。

山雞[1]不可合鳥獸肉食之。

〔1〕山雞　爲雉科動物原雞。形似家雞而較小，其尾長，性食

蟲蟻。

雉[1]肉久食之,令人瘦。

〔1〕雉(zhì 質) 即野雞。

鴨卵[1]不可合[2]鱉肉食之[3]。

〔1〕鴨卵 《千金方》卷二十六引黃帝作"雞子"。

〔2〕不可合 《千金方》卷二十六引黃帝作"共"。

〔3〕食之 《千金方》卷二十六引黃帝此上有"蒸"字,此下有"害人"二字。

婦人妊娠食雀肉,令子淫亂無恥。

雀肉不可合李子食之。

燕肉勿食,入水爲蛟龍所噉。

治食鳥獸中箭肉毒方[1] 鳥[2]獸有中毒箭死者,其肉有毒,解之方

大豆煮汁及藍[3]汁,服之,解。

〔1〕治食鳥獸中箭肉毒方 原無,據目錄補。

〔2〕鳥 《外臺秘要》卷三十一作"禽"。

〔3〕藍 原作"鹽",據《外臺秘要》卷三十一改。《神農本草經》名藍實,"主解諸毒"。

魚頭[1]正白如連珠,至脊上,食之殺人。

〔1〕魚頭 原殘缺,據趙開美本補。

魚頭中無腮者,不可食之[1],殺人[2]。

〔1〕之 原殘缺,據趙開美本補。

〔2〕殺人 原殘缺,據趙開美本補。

魚無腸膽者[1],不可[2]食之,三年[3]陰[4]不起,女子[5]絕生[6]。

〔1〕者 《千金方》卷二十六引黃帝無。

〔2〕不可 《千金方》卷二十六引黃帝無。

〔3〕三年 《千金方》卷二十六引黃帝此下有"丈夫"二字。

〔4〕陰 《千金方》卷二十六引黃帝此下有"癀"字。

〔5〕女子 《千金方》卷二十六引黃帝作"婦人"。

〔6〕生 《千金方》卷二十六引黃帝作"孕"。

魚頭似有角者[1]，不可食之。

〔1〕頭似有角者 原殘缺不清，據趙開美本補。

魚目合者，不可食之。

六甲[1]日，勿食鱗甲之物[2]。

〔1〕六甲 《外臺秘要》卷三十一引《肘後》作"甲子"。六甲，即甲子、甲寅、甲辰、甲午、甲申、甲戌也。古代用於紀日。《漢書·律歷志》："故日有六甲"。

〔2〕鱗甲之物 原殘缺，據趙開美本補。《千金方》卷二十六作"龜鼈之肉"，之下並有"害人心神"四字。《外臺秘要》卷三十一引《肘後》作"龜鼈鱗物水族之類"。

魚不可合雞[1]肉食之。

〔1〕雞 《外臺秘要》卷三十一引《肘後》此上有"烏"字。

魚不得合鸕鷀肉食之。

鯉魚鮓不可合[1]小豆藿[2]食之，其子不可合猪肝食之，害人。

〔1〕鯉魚鮓不可合 原殘缺，據趙開美本補。《釋名·釋飲食》："鮓，菹也。以鹽米釀魚以爲菹，熟而食之也。"如醃魚、糟魚之類。

〔2〕小豆藿 小豆即赤豆，其葉曰小豆藿。

鯉魚不可合犬[1]肉食之。

〔1〕鯉魚不可合犬 原殘缺，據趙開美本補。

鯽魚不可合猴雉肉食之。一云：不可合猪肝食[1]。

〔1〕肝食 原殘缺，據趙開美本補。

鯷魚[1]合鹿肉生食，令人筋甲縮。

〔1〕鯷（tí題）魚 鯷，即鮎魚。《廣雅·釋魚》："鯷，鮎也。"

青魚鮓不可合生[1]葫荽及[2]生葵，并[3]麥中[4]

食之[5]。

〔1〕生　《外臺秘要》卷三十一引《肘後》無。

〔2〕菱及　原殘缺不清，據趙開美本補。

〔3〕并　《外臺秘要》卷三十一引《肘後》無。

〔4〕中　《外臺秘要》卷三十一引《肘後》作"醬"。

〔5〕之　《外臺秘要》卷三十一引《肘後》無。

鮹[1]、鱓不可合白犬血食之。

〔1〕鮹　《説文通訓定聲·孚部第六》作"鰍"，即泥鰍也。

龜肉不可合酒、果子食之[1]。

〔1〕酒、果子食之　《外臺秘要》卷三十一作"瓜及飲酒"。

鼈目凹陷者及厭[1]下有王字形者，不可食之。

其肉不得合雞鴨子食之。

〔1〕厭　趙開美本作"壓"。《千金方》卷二十六作"腹"。"厭"通"壓"，《集韻·入聲狎第三十三》："壓或作厭"。厭下，即指鼈腹下之甲也。

龜[1]鼈肉不可合莧菜食之[2]。

〔1〕龜　《外臺秘要》卷三十一引《肘後》無。

〔2〕之　《外臺秘要》卷三十一此下有"亦不可合龜共煮之"八字。

鰕無鬚及[1]腹下通黑[2]，煮之反白者[3]，不可食之[4]。

〔1〕及　《千金方》卷二十六無。

〔2〕黑　《千金方》卷二十六作"烏色者"。

〔3〕煮之反白者　《千金方》卷二十六無。《外臺秘要》卷三十一引《肘後》無"者"字，"煮"之上有"及"字。

〔4〕不可食之　《千金方》卷二十六無"不可"二字，"食之"之下有"害人，大忌勿輕"六字。《外臺秘要》卷三十一引《肘後》作"皆不可食"。

食膾[1]，飲乳酪，令人腹中生蟲，爲瘕。

〔1〕膾　《説文·肉部》："膾，細切肉也。"《釋名·釋飲食》："膾，會也。細切肉，令散分其赤白，異切之，已乃會合和之也。"

治食鱠不化成癥病方[1]　鱠[2]食之,在心胸間不化,吐復不出,速下除之,久成癥病,治之方

橘皮一兩　大黃二兩　朴硝二兩

右三味,以水一大升,煮至小升,頓服即消。

〔1〕治食鱠不化成癥病方　原無,據目錄補。

〔2〕鱠　細切魚肉也。劊切而成,故謂之鱠。

食[1]**鱠多**[2]**不消**[3],**結爲癥病,治之方**[4]

馬鞭草

右一味[5],搗汁飲之[6]。或以薑葉汁,飲之[7]一升,亦消[8]。又可[9]服吐[10]藥吐之。

〔1〕食　《外臺秘要》卷三十一引《肘後》此上有"療"字。

〔2〕多　《外臺秘要》卷三十一引《肘後》此上有"過"字。

〔3〕不消　《外臺秘要》卷三十一引《肘後》此上有"冷"字。

〔4〕結爲癥病,治之方　《外臺秘要》卷三十一引《肘後》作"不療必成蟲瘕方"。

〔5〕右一味　《外臺秘要》卷三十一引《肘後》無。

〔6〕搗汁飲之　《外臺秘要》卷三十一引《肘後》作"搗絞取汁",之下無"或以薑葉汁"五字。

〔7〕之　《外臺秘要》卷三十一引《肘後》無。

〔8〕亦消　《外臺秘要》卷三十一引《肘後》作"即消去"。

〔9〕又可　《外臺秘要》卷三十一引《肘後》作"亦宜"。

〔10〕吐　《外臺秘要》卷三十一引《肘後》此上有"諸"字。

食魚後中毒[1],**面腫**[2]**煩亂,治之方**

橘皮

濃煎汁,服之即解。

〔1〕中毒　底本作"食毒",據《千金方》卷二十四改。

〔2〕面腫　底本作"兩種",據《千金方》卷二十四改。

食鯸鮧魚[1]中毒方

蘆根

煮汁,服之即解。

〔1〕鯸鮧魚　一名鯸鮐魚,即河豚也。《諸病源候論》卷二十六:"食鯸鮐魚中毒候,俗名河豚。此魚肝及腹内子有大毒,不可食,食之往往致死"。

蟹目[1]相向,足斑[2]赤[3]者,不可食之[4]。

〔1〕蟹目　原殘缺不清,據趙開美本補。

〔2〕斑　底本作"班",據《千金方》卷二十六改。

〔3〕赤　趙開美本此上有"目"字。

〔4〕不可食之　《千金方》卷二十六作"食之害人"。

食蟹中毒[1],治之方

紫[2]蘇

煮汁,飲[3]之三升。紫蘇子搗汁飲之,亦良。
又方[4]

冬[5]瓜汁,飲二升。食冬瓜亦可。

〔1〕食蟹中毒　底本"食蟹"二字殘缺,據趙開美本補。《諸病源候論》卷二十六·食蟹中毒候云:"此蟹食水莨,水莨有大毒,故蟹亦有毒,中其毒則悶亂欲死。若經霜已後,遇毒即不能害人。未被霜蟹,煮食之則多有中毒,令人悶亂,精神不安。"

〔2〕紫　底本殘缺,據趙開美本補。

〔3〕煮汁飲　原殘缺不清,據趙開美本補。

〔4〕又方　原殘缺,據趙開美本補。

〔5〕冬　原殘缺,據趙開美本補。

凡蠏未遇[1]霜,多毒。其熟者[2],乃可食之。

〔1〕凡蠏未遇　原殘缺,據趙開美本補。《外臺秘要》卷三十一作
"夫蠏未被"。

〔2〕其熟者　《外臺秘要》卷三十一作"熟煮"。

蜘蛛落食中,有毒,勿食之[1]。

〔1〕之　原殘缺,據趙開美本補。

凡蜂蠅蟲蟻等[1],多[2]集食上,食之致瘻[3]。

〔1〕凡蜂蠅蟲蟻等　原"凡蜂"二字殘缺不清,據趙開美本補。《外
臺秘要》卷三十一引《肘後》作"凡蠅蜂及螻蟻"。

〔2〕多　《外臺秘要》卷三十一引《肘後》無。

〔3〕食之致瘻　《外臺秘要》卷三十一引《肘後》此上有"而"字,此
下有"病也"二字。

果實菜穀禁忌并治第二十五

果子生食,生瘡。

果子落地經宿,蟲蟻食之者,人大忌食之。

生米停留多日,有損處,食之傷人。

桃子多食,令人熱[1],仍不得[2]入水浴,令人病淋
瀝[3]寒熱病[4]。

〔1〕熱　《千金方》卷二十六此上有"有"字。

〔2〕仍不得　《千金方》卷二十六引黃帝作"飽食桃"。

〔3〕令人病淋瀝　《千金方》卷二十六引黃帝作"成淋病"。

〔4〕寒熱病　《千金方》卷二十六引黃帝無。

杏酪[1]不熟,傷人。

〔1〕杏酪　謂以杏仁研成之糜酪也。《漢書·食貨志》:"作杏酪之
屬也。"

梅多食,壞人齒。

李[1]不可多食,令人臚脹[2]。

〔1〕李 《千金方》卷二十六作“柰子”。

〔2〕臚脹 《一切經音義・二十二》:“腹前曰臚。”臚脹,腹脹也。

林檎[1]不可多食,令人百脉弱。

〔1〕林檎 果名。夏末成熟,味甘而帶酸,即今花紅、沙果之類。《本草綱目》卷三十時珍曰:“案洪玉父云:此果味甘,能來衆禽於林,故有林檎、來檎之名。”

橘柚多食,令人口爽[1],不知五味。

〔1〕口爽 《爾雅・釋言》:“爽,差也,忒也。”口爽,乃口中失味之義。

梨不可多食,令人寒中。金瘡産婦,亦不宜食[1]。

〔1〕亦不宜食 俞橋本“食”後有“之”字。《千金方》卷二十六作“勿食,令人萎困寒中”。

櫻桃、杏多食,傷筋骨。

安石榴[1]不可多食,損人肺。

〔1〕安石榴 《本草綱目》卷三十引《博物志》云:“漢張騫出使西域,得涂林安石國榴種以歸,故名安石榴。”

胡桃不可多食,令人動痰飲[1]。

〔1〕令人動痰飲 《千金方》卷二十六作“動痰飲,令人惡心吐水吐食。”

生棗[1]多食,令人熱渴氣脹。寒[2]熱羸瘦者,彌不可食,傷人。

〔1〕生棗 《千金方》卷二十六此下有“味甘辛”三字。生棗,即未經晒乾之棗。

〔2〕寒 《千金方》卷二十六此上有“若”字。

食諸果中毒治之方

豬骨燒過[1]

右一味,末之,水服方寸匕。亦治馬肝漏脯等毒。

〔1〕燒過　趙開美本作"燒灰"。俞橋本無此二字。

木耳赤色及仰生者,勿食。

菌仰卷及赤色者不可食。

食諸菌中毒,悶亂欲死,治之方

人糞汁,飲一升。土漿[1],飲一二升。大豆濃煮汁,飲之。服諸吐利藥,並解。

〔1〕土漿　即地漿。《千金方》卷二十四:"掘地作坑,以水沃中,攪之令濁,澄清飲之,名地漿。"

食楓柱菌而哭[1]不止,治之以前方。

〔1〕哭　《金匱要略直解》、《醫宗金鑑》俱作"笑"。

誤食野芋,煩毒欲死,治之以前方。其野芋根,山東人名魁芋,人種芋,三年不收,亦成野芋,並殺人。

蜀椒閉口者,有毒。誤[1]食之,戟人咽喉[2],氣[3]病[4]欲絕,或[5]吐下[6]白沫[7],身[8]體痹冷[9],急治之[10]方。

肉[11]桂煎[12]汁飲之[13]。多飲冷水一二升[14],或[15]食蒜,或飲地漿[16],或[17]濃煮豉汁,飲[18]之[19],並解[20]。

〔1〕誤　《外臺秘要》卷三十一引《肘後》無。

〔2〕喉　《外臺秘要》卷三十一引《肘後》無。

〔3〕氣　《外臺秘要》卷三十一引《肘後》此上有"使不得出"四字。

〔4〕病　《外臺秘要》卷三十一引《肘後》作"便"字。

〔5〕或　《外臺秘要》卷三十一引《肘後》作"又令人"。

〔6〕下　《外臺秘要》卷三十一引《肘後》無。

〔7〕沫　《外臺秘要》卷三十一引《肘後》此下有"並吐下"三字。

〔8〕身　原殘缺，據趙開美本補。

〔9〕痹冷　《外臺秘要》卷三十一引《肘後》作“冷痹”。

〔10〕急治之　《外臺秘要》卷三十一引《肘後》作“療”。

〔11〕肉　《外臺秘要》卷三十一引《肘後》作“煮”。

〔12〕煎　《外臺秘要》卷三十一引《肘後》作“飲”。

〔13〕飲之　《外臺秘要》卷三十一引《肘後》作“多益佳”。

〔14〕多飲冷水一二升　趙開美本無“多”字。明仿宋本、俞橋本奪此句。《外臺秘要》卷三十一引《肘後》作“又飲冷水一二升”。

〔15〕或　原殘缺不清，據趙開美本補。《外臺秘要》卷三十一引《肘後》作“又多”。

〔16〕或飲地漿　《外臺秘要》卷三十一引《肘後》作“又土漿飲一升”。

〔17〕或　《外臺秘要》卷三十一引《肘後》作“又”。

〔18〕飲　《外臺秘要》卷三十一引《肘後》此上有“冷”字。

〔19〕之　《外臺秘要》卷三十一引《肘後》此下有“一二升”三字。

〔20〕並解　《外臺秘要》卷三十一引《肘後》作“又急飲酢，又食椒不可飲熱，飲熱殺人。”

正月勿[1]食生葱，令人面生[2]游風。

〔1〕正月勿　原本殘缺，據趙開美本補。《千金方》卷二十六作“正月不得”。

〔2〕生　《千金方》卷二十六作“上起”。

二月勿食蓼[1]，傷人腎。

〔1〕蓼　《説文·艸部》：“蓼，辛菜，薔虞也。”葉味辛香，古人用以調料。

三月勿食小[1]蒜，傷人志性。

〔1〕勿食小　原殘缺，據趙開美本補。

四月八月勿食胡荽[1]，傷人神[2]。

〔1〕胡荽　《千金方》卷二十六、《外臺秘要》卷三十一俱作“葫”。《玉篇》：“葫，大蒜”。

〔2〕傷人神　《千金方》卷二十六此下有“損膽氣，令人喘悸，脅肋氣急，口味多爽”十五字。

五月勿食[1]韭，令人乏氣力。

〔1〕食 原殘缺,據趙開美本補。

五月五日勿食一切生菜,發百病。

六月七日勿食茱萸[1],傷神氣。

〔1〕茱萸 此即食茱萸,宜入食羹中,能發辛香。惟可食用,故名食茱萸,與藥用之吳茱萸不同。

八月九月勿食薑,傷人神[1]。

〔1〕神 《千金方》卷二十六此下有"損壽"二字。

十月勿食椒,損人心,傷心[1]脉。

〔1〕心 《千金方》卷二十六引黄帝作"血"。

十[1]一月十二月勿食薤[2],令人多涕唾。

〔1〕十 《千金方》卷二十六此上有"十月"二字。

〔2〕薤 《千金方》卷二十六此上有"生"字。

四季[1]勿食生葵[2],令人飲食不化,發百[3]病[4]。非但食中,藥中皆不可用,深宜慎之。

〔1〕四季 《千金方》卷二十六引黄帝作"四季之月土王時"。

〔2〕葵 《千金方》卷二十六引黄帝此下有"菜"字。

〔3〕百 《千金方》卷二十六引黄帝作"宿"。

〔4〕病 《千金方》卷二十六引黄帝無"病"以下十四字。

時病差[1]未健,食生菜[2],手足必腫[3]。

〔1〕差 《千金方》卷二十六此下有"後"字。

〔2〕菜 《千金方》卷二十六此上有"青"字,此下有"者"字。

〔3〕腫 《千金方》卷二十六此上有"青"字。

夜食生菜,不利人。

十月勿食被霜生[1]菜,令人面[2]無光[3],目澀[4],心[5]痛,腰疼,或發[6]心瘧。瘧[7]發時,手足十指爪皆青,困委[8]。

〔1〕生 《千金方》卷二十六無。

〔2〕面 《千金方》卷二十六此下有"上"字。

〔3〕光 《千金方》卷二十六此下有"澤"字。

〔4〕澀 《千金方》卷二十六此下有"痛"字。

〔5〕心 《千金方》卷二十六此上有"又瘧發"三字。

〔6〕發 《千金方》卷二十六作"致"。

〔7〕瘧 《千金方》卷二十六無。

〔8〕困委 《千金方》卷二十六作"困瘻"。《廣雅·釋詁一》:"困，極也"。委，頓也。《説文通訓定聲·履部》:"委，假借又爲瘻"。困委，指病甚極度委頓。

葱、韭初生芽者，食之傷人心氣。

飲白酒，食生韭，令人病增。

生葱不可共蜜食之，殺人。獨顆蒜彌忌。

棗合生葱食之，令人病。

生葱和[1]雄[2]雞、雉[3]、白[4]犬[5]肉食之[6]，令人七竅經年[7]流血。

〔1〕和 《千金方》卷二十六作"共"。

〔2〕雄 《千金方》卷二十六無。

〔3〕雉 《千金方》卷二十六無。

〔4〕白 明仿宋本、俞橋本、《千金方》卷二十六俱無。

〔5〕犬 原本作"大"，據趙開美本改。

〔6〕之 《千金方》卷二十六無。

〔7〕七竅經年 《千金方》卷二十六作"穀道終身"。

食糖[1]、蜜後四日内，食生葱、韭[2]，令人心痛。

〔1〕糖 飴也，餳也。《説文·食部》:"飴，米糵煎也"。段玉裁注:"以芽米熬之爲飴，今俗用大麥"。《釋名·釋飲食》:"餳，洋也，煮米消爛洋洋然也。飴小弱於餳，形怡怡然也。"

〔2〕韭 趙開美本作"蒜"。

夜食諸薑、蒜、葱等，傷人心。

蕪菁[1]根多食，令人氣脹。

〔1〕蕪菁 即蔓菁也，供食用，北方栽培甚廣。

薤不可共牛肉作羹食之,成瘕病[1]。韭亦然。

〔1〕病 《千金方》卷二十六作"疾"。

蓴[1]多食[2],動痔疾[3]。

〔1〕蓴 即蓴也。《説文通訓定聲·乾部》:"今以爲蓴菜,字亦作蓴。"蓴生南方湖澤中,嫩者柔滑可羹。

〔2〕食 原作"病",據《千金方》卷二十六改。

〔3〕疾 《千金方》卷二十六作"病"。

野苣[1]不可同[2]蜜食之,作内[3]痔。

〔1〕野苣 即苦菜。一名苦蕒。《本草綱目》卷二十七引《桐君藥錄》曰:"苦菜三月生,扶疏。六月花從葉出,莖直花黄。八月實黑,實落根復生,冬不枯。"

〔2〕同 《千金方》卷二十六作"共"。

〔3〕内 《千金方》卷二十六無。

白苣[1]不可共酪同[2]食,作[3]䗪[4]蟲。

〔1〕白苣 《本草綱目》卷二十七:白苣"處處有之,似萵苣而葉色白,折之有白汁。正二月下種,四月開黄花如苦蕒,結子亦同。"

〔2〕同 《千金方》卷二十六無。

〔3〕作 《千金方》卷二十六此上有"必"字。

〔4〕䗪 《千金方》卷二十六無。《集韻·入聲䪒第二十四》:"䗪,蟲名。"

黄瓜食之,發熱病。

葵心[1]不可食,傷人,葉尤冷,黄背赤莖者,勿食之。

〔1〕葵心 謂葵菜心也。

胡荽久食之,令人多忘。

病人不可食胡荽[1]及黄花菜[2]。

〔1〕荽 《外臺秘要》卷三十一此下有"芹菜"二字。

〔2〕黄花菜 原作"黄花茱",據俞橋本、《外臺秘要》卷三十一改。《外臺秘要》卷三十一此上有"青花"二字。黄花菜,又名金鍼菜,由萱草花曬乾而成。

芋不可多食,動病[1]。

〔1〕病 《千金方》卷二十六作"宿冷"。

妊婦食薑,令子餘指[1]。

〔1〕餘指 餘,猶多也。餘指,手多一指也。

蓼多食[1],發心痛。

〔1〕多食 《千金方》卷二十六引黄帝作"食過多有毒"。

蓼和生魚食之,令人奪[1]氣,陰核[2]疼痛[3]。

〔1〕奪 《千金方》卷二十六引黄帝作"脱"。奪通脱。

〔2〕陰核 原作"陰欬",據《千金方》卷二十六引黄帝改。陰核,即睾丸也。

〔3〕疼痛 《千金方》卷二十六引黄帝此下有"求死"二字。

芥菜[1]不可共兔肉食之[2],成惡邪[3]病。

〔1〕菜 底本作"茱",據趙開美本改。

〔2〕之 《千金方》卷二十六引黄帝無。

〔3〕邪 《廣韻·麻第九》:"邪,鬼病。"《諸病源候論》卷二·鬼邪候曰:"凡邪氣鬼物所爲病也,其狀不同,或言語錯謬,或慨哭驚走,或癲狂惛亂,或喜怒悲笑,或大怖懼如人來逐,或歌謠詠嘯,或不肯語。"

小蒜多食[1],傷人心力。

〔1〕多食 《千金方》卷二十六作"不可久食"。

食躁式躁[1]方

豉

濃煮[2]汁飲之。

〔1〕食躁式躁 "式",醫統本、明仿宋本、俞橋本均作"或"。此句費解,恐有文字訛脱。

〔2〕濃煮 原殘缺不清,據趙開美本補。

誤食鈎吻殺人解之方[1] 鈎吻與芹菜[2]相似,誤食之,殺人,解之方《肘後》云:與茱萸、食芹[3]相似。

薺苨[4]八兩

右一味,水六升,煮取二升[5],分溫二服。鉤吻生地[6]傍無它草,其莖有毛,以此別之[7]。

〔1〕誤食鉤吻殺人解之方　原無,據目録補。

〔2〕鉤吻與芹菜　原殘缺,據趙開美本補。鉤吻,今之毛茛也。《廣雅·釋草》:"茛,鉤吻也。"《本草經集注》卷五陶弘景曰:"或云鉤吻是毛茛。"《本草綱目》卷十七李時珍曰:毛茛,"俗名毛堇,似水堇而有毛也。"

〔3〕食芹　原作"食芥",據醫統本、《千金方》卷二十四、《外臺秘要》卷三十一引《肘後》改。

〔4〕薺苨　原殘缺,據趙開美本補。

〔5〕右一味,水六升,賣取二升　原殘缺不清,據趙開美本補。

〔6〕生地　《外臺秘要》卷三十一引《肘後》作"所生之地"。

〔7〕別之　原殘缺,據趙開美本補。

治誤食水莨菪中毒方[1]　菜中[2]有水莨菪,葉圓而光,有毒。誤食之,令人狂亂,狀如中風[3],或[4]吐血,治之方

甘草

煮汁,服之,即解。

〔1〕治誤食水莨菪中毒方　原無,據目録補。

〔2〕菜中　原殘缺,據趙開美本補。

〔3〕中風　此云中風,即狂亂之謂。《後漢書·朱浮傳》:"中風狂走。"

〔4〕或　原殘缺,據趙開美本補。

治食芹菜中龍精毒方[1]　春秋二時,龍帶精入芹菜中,人偶食之爲病,發時手青腹滿,痛不可忍,名蛟龍病。治之方

硬糖[2]二三升

右一味,日兩度服之,吐出如蜥蜴三五枚,差。

〔1〕治誤食芹菜中龍精毒方　原無,據目録補。

〔2〕硬糖　當是飴糖之稠硬者,餳是也。

食苦瓠^[1]中毒治之方

黍穰^[2]煮汁,數服之解。

〔1〕苦瓠(hù 互)　苦壺蘆是也。

〔2〕黍穰　原作"黎穰",據《外臺秘要》卷三十一引《肘後》改。黍穰,即黍莖是也。

扁豆,寒熱者不可食之。

久食小豆^[1],令人枯燥。

〔1〕久食小豆　《千金方》卷二十六作"赤豆不可久服"。

食大豆屑,忌噉猪肉。

大麥久食,令人作^[1]癬^[2]。

〔1〕作　俞橋本無。

〔2〕癬　疥之俗字也。

白黍米不可同飴、蜜食,亦不可合葵食之。

蕎麥^[1]麪多食^[2],令人髮落。

〔1〕蕎(qiáo 喬)麥　蕎麥,蕎麥也。《本草綱目》卷二十二李時珍曰:"蕎麥之莖弱而翹然,易長易收,磨麵如麥,故曰蕎曰蕎,而與麥同名也。"

〔2〕食　醫統本、俞橋本此下有"之"字。

鹽多食,傷人肺。

食冷物,冰人齒。

食熱物,勿飲冷水。

飲酒食生蒼耳,令人心痛。

夏月大醉汗流,不得冷水洗着身,及使扇,即成病。

飲^[1]酒,大忌^[2]灸腹背^[3],令人腸結^[4]。

〔1〕飲　《千金方》卷二十六此上有"食生菜"三字。

〔2〕大忌　《千金方》卷二十六作"莫"。

〔3〕背　《千金方》卷二十六無。

〔4〕腸結 《説文・肉部》:"腸,大小腸也。"腸結,兩腸燥結之謂。

醉後勿飽食,發寒熱。

飲酒[1]食豬肉,臥[2]秫稻穰[3]中[4],則發黃。

〔1〕飲酒 《外臺秘要》卷三十一無。

〔2〕臥 《外臺秘要》卷三十一此上有"不可"二字。

〔3〕秫稻穰 "秫",俞橋本作"禾",《外臺秘要》卷三十一無此字。《新修本草》卷十九蘇恭曰:"今大都呼粟糯爲秫稻,秫爲糯粟矣。"《本草綱目》卷二十三李時珍曰:"俗呼糯粟是矣。北人呼爲黃糯,亦曰黃米。"秫稻穰,即秫稻之莖稈也。

〔4〕中 《外臺秘要》卷三十一此上有"草"字。之下無"則發黃"三字。

食飴,多飲酒,大忌。

凡水[1]及酒,照[2]見人[3]影動[4]者,不可飲之。

〔1〕水 《外臺秘要》卷三十一此上有"飲",之下有"漿"字。

〔2〕照 《外臺秘要》卷三十一作"不"。

〔3〕人 《外臺秘要》卷三十一無。

〔4〕動 《外臺秘要》卷三十一無。

醋合酪食之,令人血瘕。

食白米[1]粥,勿食生蒼耳[2],成走疰[3]。

〔1〕白米 《千金方》卷二十六作"甜"。

〔2〕勿食生蒼耳 《千金方》卷二十六作"復以蒼耳甲下之"。

〔3〕走疰 即走注。《諸病源候論》卷二十四:"走注候注者,住也。言其病連滯停住,死又注易傍人也。人體虛受邪氣,邪氣隨血而行,或淫奕皮膚,去來擊痛,遊走無有常所,故名爲走注。"

食甜粥已[1],食鹽即吐[2]。

〔1〕已 《千金方》卷二十六引黃帝作"竟"。

〔2〕吐 《千金方》卷二十六引黃帝此下有"或成霍亂"四字。

犀角筯攪飲食,沫出及澆[1]地墳起者,食之殺人。

〔1〕及澆 原殘缺,據趙開美本補。

飲食中毒[1],煩滿,治之方

苦參三兩[2]　苦酒一升半

右二味,煮三沸,三上三[3]下,服之,吐食出,即差。或以水煮亦得[4]。

又方[5]

犀[6]角湯亦佳。

〔1〕飲食中毒　原殘缺,據趙開美本補。

〔2〕苦參三兩　原殘缺,據趙開美本補。

〔3〕右二味,煮三沸,三上三　原殘缺,據趙開美本補。

〔4〕亦得　原殘缺,據趙開美本補。

〔5〕又方　原殘缺,據趙開美本補。

〔6〕犀　原殘缺,據趙開美本補。

貪食,食多不消,心腹堅滿痛,治之方

鹽一升　水三升

右二味,煮令鹽消,分三服,當吐出食,便差。

礬石,生入腹,破人心肝。亦禁水[1]。

〔1〕禁水　言禁服礬水也。

商陸,以水服,殺人。

葶藶子[1]傅頭瘡,藥成[2]入腦,殺人。

〔1〕子　原殘缺,據趙開美本補。

〔2〕成　《説文・戊部》:"就也"。

水銀入人耳,及六畜等,皆死。以金銀[1]着耳邊,水銀則吐[2]。

〔1〕銀　原殘缺,據趙開美本補。

〔2〕吐　猶出也。《後漢書・翟酺傳》:"吐珠於澤"。

苦練無子者殺人[1]。

[1] 苦練無子者殺人　苦練，即苦楝。《新修本草》蘇恭曰："此物有兩種，有雄有雌。雄者根赤，無子，有毒，服之多使人吐不能止，時有至死者。雌者根白，有子，微毒，用當取雌者。"

凡諸毒，多是假毒以投[1]，不知[2]時，宜煮甘草薺苨汁飲之，通除[3]諸毒藥。

[1] 假毒以投　言人假以毒物投食裏而殺人。

[2] 不知　原作"元知"，據《外臺秘要》卷三十一引《肘後》改。

[3] 除　原本殘缺，據趙開美本補。

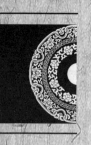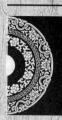

《金匱要略》系漢末張仲景著。原名《傷寒雜病論》，成書不久即散亂於世。晉·王叔和蒐得其"傷寒"部分，并爲之編次，成《傷寒論》；至北宋·王洙在宮藏書匱中又得"雜病"部分，乃編勒成《金匱要略方論》，後世習稱《金匱要略》，簡稱《金匱》。

《金匱要略》是一部爲古今醫家所推崇的經典醫著，有"醫方之祖"之譽。"其方約而多驗，其文簡而難通"，然而過去學者，對其多着重於醫理的探究與臨床的應用，鮮有從文獻學的角度，在版本、校勘、訓詁諸方面進行深入的研究。而一部傳世之作，由於時空和人爲的因素，不經校勘訓詁，就無法葆其原韵。

《金匱要略》文辭古奧，且有不少錯訛脫簡之處，加上歷代的不同版本，以訛傳訛者有之；錯亂遺漏者有之。而歷代醫家對該書的校注，又疏疏落落。誠然，在不少的注本中，頗多灼見，但也存在不少單純以經解經，以古解古，脫離臨床，牽强蛇足，以偏概全，不合仲景原意之弊。因此，對《金匱要略》的認真整理，嚴謹校注，實繼承、發揚中醫學所必需。

　　《金匱》與《傷寒論》雖同一作者,但由於《金匱》本身在宋元之後,韜光匿彩五百多年,因而在學術界被重視的程度,和後人的注疏寡眾,均不能與《傷寒論》相提並論。要使《金匱》與《傷寒論》並駕齊驅,共爲世重,則需校注,以復《金匱》之原貌。

　　校注的關鍵在於遴選底本。元代仿刻宋本《新編金匱方論》是元順帝時(一三四〇年)的版本,亦是我國現存最早的孤本、珍善本。書中多保存仲景原貌,因此選用它作底本。同時又確定明萬歷二十七年趙開美的《仲景全書·金匱要略》(簡稱明·趙開美本)爲主校本,明·無名氏仿宋本(簡稱仿宋本)、明萬歷二十六年《醫統正脉全書》本(簡稱醫統本),以及明俞橋本爲旁校本。以趙開美《仲景全書·傷寒論》(簡稱《傷寒論》)、《脈經》、《備急千金要方》(簡稱《千金要方》)、《千金翼方》、《外臺秘要》、《諸病源候論》、《金匱玉函經》等,爲參校本。因爲它們是接近仲景時代的古醫籍,各書所載醫藥文獻均可作校注中的必要參考資料。

　　校勘注釋的宗旨是不漏不誤,恢復原貌,力爭成爲現存最佳之版本。當然,也應體現歷代醫家校注和臨證的經驗,所以,也把主編數十年研究《金匱》的成果,藉"提要""按語"加以必要的闡發。

　　校勘注釋要求全面細緻,嚴肅謹慎,校而有據,訓釋有理。爲此,我們綜觀全書,推究版本,纂述諸家,評議釐定,條理篇目,擇善錄之。復者芟,重者删,缺者補,訛者正,出校七百七十六條,注釋四百餘條,校注字數,約等全書。對這繁多的校注內容,在這裏不再一一贅述,爲求其劃一,所采取的方法措施,詳見本書校注說明。

校注中醫古籍旨在保持原貌,留存佳本,以利學術流傳,後學得益。我們認爲校注《金匱》,遴選底本,雖屬首要,但對作者張仲景生平及其醫事業迹、《金匱》版本的流傳、歷代醫家研究整理《金匱》的精華,較全面的了解,也屬必要。爲光大仲景學術,宏揚仲景奥旨,我們在如下幾方面做了研究和探討。

一、張仲景的生平及其醫事業跡

張仲景生平業跡,不見經傳,祇散見於某些醫學著述中。如晉代王叔和《傷寒論》序例、皇甫謐《甲乙經》自序;南朝梁陶宏景《別錄》自序;隋代巢元方《諸病源候論》;唐代孫思邈《備急千金要方》,王燾《外臺秘要》,甘伯宗《名醫錄》;宋代林億等《千金方疏》;明代李濂《醫史》、馬端臨《文獻通考》等,但闕系統全面的記傳,而正史上雖記有六十八家名醫傳略,然不知出於何故,號稱"醫聖"的張仲景却既不列入名家,也無其傳。今滙集各家之說,簡述仲景生平及其業跡如下:

張機,字仲景,南陽涅陽人。漢靈帝時,舉孝廉。建安中,官至長沙太守,有治迹。博通羣經,學醫於同郡張伯祖(著有《藏經》二卷),盡其傳。同郡何顒稱譽曰"仲景之術,精於伯祖,起病之驗,雖鬼神莫能知之,真一世之神醫也。"既至京師,爲名醫,當時稱上手。仲景見侍中仲宣,時年二十,謂曰:君有病,四十當眉落,半年而死,今服五石湯可免，仲宣嫌其言忤，受湯而不服。居三日，仲景曰：服否？仲宣曰：已服。仲景曰：色候固非服湯之徵，君何輕命也。仲宣猶不信，後二十年，果眉落，一百八十日而死，終如其言。此事雖扁鵲倉公無以加也。

仲景宗族二百餘口，自建安紀年以來，未及十稔，死者三分有二，而傷寒十居其七。"感往昔之淪喪，傷橫夭之莫救，乃勤求古訓，博采衆方"，著《傷寒雜病論》十六卷。凡治傷寒，未有能出仲景之右者。其書秉《素問》之旨，爲諸方之祖。華佗讀而譽之曰："此真活人書也！"自漢魏而下，海内學子，家學户習，誦讀不暇。嵩渚子曰："皇甫士安有言：伊尹以元聖之才，本神農之經，爲《湯液論》；仲景本黃帝之書，述伊尹之法，廣《湯液論》爲書數十卷。後醫咸遵之，弗敢變。宋翰林學士王洙在舘閣日，偶於蠹簡中，得仲景所著《金匱要略》三卷，乃録而傳之。秘閣校理林億等又校定爲二十五篇，删芟重復，合二百六十二方。"林序云：張仲景爲《傷寒論》合十六卷，今世但傳《傷寒論》十卷，《雜病》未見其書也。林氏又以《傷寒論》十卷，校《金匱玉函要略方》，知其上卷傷寒文多節略，至中下卷雜病及方療婦人，無本可校，雖有節略，不能的知。(以《脈經》卷七、八、九校之，知其是節略)斷去上卷，分中、下二卷爲三卷，改題曰《金匱方論》，即今本《金匱要略》也。

傳聞仲景有《脈經》、《五藏論》、《評病要方》諸篇。《漢志》有其目，後世未見，不詳其真贗。

醫之於仲景書猶士子之於六經，然范曄不收於史，其傳皆出於後人,實爲世之憾事也。

仲景高弟衛汎(《册府玄龜》作衛沈),好醫術,有才識,撰有《四逆三部厥經》、《婦人胎藏經》及《小兒顱顖方》三卷。另一高弟爲杜度,識見宏敏,器宇衝深,淡於驕矜,尚於救濟,事仲景多獲禁方,名著當時。

二、《金匱》版本源流

《金匱要略方論》習稱《金匱要略》,是張仲景《傷寒雜病論》十六的另一種后世傳本。

《傷寒雜病論》一作《傷寒卒病論》,其撰寫年代約在公元二〇六年前後(據張仲景自序:"建安紀元以來,猶未十稔"推算),其内容則至少包括六个組成部分。一爲脉法部分。可見於今本《傷寒論》、《金匱玉函經》及《金匱要略》之中。二爲傷寒病部分。這是今本《傷寒論》和《金匱玉函經》的主要内容。三爲雜病部分。這是今本《金匱要略》的主要内容,包括内科和外科疾病。四爲婦人病部分。在今本《金匱要略》中尚存三篇,但缺文較多。五爲小兒病部分。在今本《金匱要略》中衹存一个處方。六爲食禁部分。在今本《金匱要略》中有二篇。

《傷寒雜病論》的第一次修定是在《傷寒雜病論》成書後的半个世紀内,由王叔和進行整理修定。(據皇甫謐《針灸甲乙經》序:"漢有華佗、張仲景……近代太醫令王叔和撰次仲景選論甚精。"該序文作於二五六年,即魏甘露元年,序中不將王叔和與後漢時的張仲景、華佗并稱,而列爲"近代",亦即指王氏系三國時任太醫令之職。又據北宋林億等校定《脈經》一書,王叔和序文所記的"西晉太醫令"字樣,可證其原系魏時官職,迄西晉初仍繼續連任者。故王叔和修定此書的時間約在二二〇—二五六年之間。)由於該次修定距仲景原著的年代較近,仲景原書當時可能基本保存全帙或尚未完全散失。其次,王叔和在任太醫令期間整理修定的,故其修定具有官修性質。值得注意的是在王叔和所撰寫的《脈經》十卷的全部内容中,却有三分之一以上的内容收錄了張仲景《傷寒雜病論》的絶大部分文字。當然,由於現存的《脈經》本已經過了北宋校正醫書局的調整與改易,因此與最早的《脈經》原書已有差異,且删去了原本中的全部處方。《金匱要略方論》的内容見於今本《脈經》的卷八、十(雜病部分),卷九(婦人、小兒病部分),卷二、三、四、五、七(有關脈法的部分佚文)。

《傷寒雜病論》一書在南北朝、隋、唐時期,雖有各種傳抄本,但公開流傳者較少。因此,唐初孫思邈在其早年撰寫《備急千金要方》一書時,就有"江南諸師秘仲景要方不傳"(見卷九)的話。但在孫思邈《備急千金要方》和《千金翼方》二書中就曾先後收錄了古《傷寒雜病論》傳本,其中《備急千金要方》保存的條文雖少,但却包括了傷寒和雜病兩部分内容。其中《金匱要略方論》的内容,可見於《備急千金要方》卷十、十八、十九、二十一、二十五(雜病部分)、二十六(食禁部分)之中。《千金翼方》雖衹有傷寒部分,無雜病部分,但其收載的傷寒病條文還是比較完整的。

　　在唐·王燾《外臺秘要》一書中所引的張仲景佚文，是張仲景《傷寒雜病論》在唐代的一種古傳本，也是古代史書目錄中未予著錄的傳本之一。此傳本的卷數至少有十八卷之多（依《外臺秘要》舊註所記的卷數計有二、三、四、五、六、七、十、十一、十四、十五、十六、十七、十八等卷數）。其卷二至卷十一文字均為傷寒病部分，大致同今本《傷寒論》文，而卷十四至十八均為雜病部分，大致同今本《金匱要略》文。

　　在六朝、隋、唐前後的《傷寒雜病論》傳本中還流傳着一種書名《金匱》（一作張仲景《金匱》或《金匱玉函》）的古傳本。關於《金匱》一書的最早引用是晉代的葛洪，他曾在《肘後備急方·自序》及《玉函方·自序》（見《抱樸子·內篇》卷十五）二文引述張仲景等人著作時提到《金匱》一書的名稱，但因文字過簡，缺乏具體的說明。唐初，賈公彥氏（約六五〇—六五五年前後）開始直接引用了"張仲景《金匱》"的佚文一條（見《周禮注疏》卷五賈氏疏文）。宋臣林億等氏在校刊張仲景《金匱要略方論》序文之後，還保存了北宋以前佚名氏的《金匱》小序一文。文中提到："仲景《金匱》錄岐、黃、《素》、《難》之方將千卷，患其混雜煩重，有求難得，故周流華裔九州之內，收合奇異，據拾遺逸，揀選諸經筋髓，以為方論一編……"

　　約與宋臣校正《金匱玉函經》的同時，唐慎微在《證類本草》一書中也引用了另一種《金匱玉函方》的古傳本，這一古傳本中包括《傷寒雜病論》中的雜病部分，小兒病部分和食禁部分的某些佚文，而且多為傳世本所缺者,應十分重視。

一〇五八年北宋成立校正醫書局後,宋臣林億等氏於一〇六五年左右先後校定了張仲景的三部書,即《傷寒論》、《金匱玉函經》、《金匱要略方論》,且鏤版刊行。而後面兩種冠以"金匱"名稱的書都是從上述的《金匱》一書中衍化而來的兩種傳本。其中《金匱玉函經》主要是《傷寒雜病論》一書傷寒部分的一種傳本,是與《傷寒論》内容大體相同爲編次互異的別本。而《金匱要略方論》的祖本是北宋・王洙在舘閣蠹簡中所發現的《金匱玉函要略方》三卷。根據此書"上則辨傷寒,中則論雜病,下則載其方并療婦人",且"以其傷寒文多節略"(以上均見林億等《金匱要略方論序》)的内容來看,當系《金匱》一書的提要節略本,而林億等據此節略本中雜病、婦人病條文和處方,重新編成《金匱要略方論》三卷,將各方列於其相應證候之下。當然,其内容也不完整。自北宋以後,《傷寒論》和《金匱要略方論》兩書就成爲影響最大的《傷寒雜病論》主要傳本,内容未有較大的變動,其文字也近乎定型。北宋時期由校正醫書局校刊的《金匱要略方論》初刊本約在一〇六六年(治平三年)或稍後,但原版已佚。

南宋時的刊本是一種書帕本。此本雖已早佚,但在一八一〇年(日本文化七年)丹波元簡氏曾見到一種明代無名氏據南宋書帕本的仿刻本,在其跋文中記述了此本版式的主要特徵:是書不知何朝代所刊,閱宋臣序中"國家"、"主上"字皆抬頭書。開卷首"金匱要略"上冠

"新編"二字。故林億等言其有"新編"字當是宋版之舊。且詮次諸臣名銜署於前,而叔和、仲景名氏都在後,此古人修書之體式,流傳諸本未見如此者……此書亦無諱字,宋本多訛字,胡元瑞嘗論之。知是南宋書帕所刻,然猶不失舘閣之舊也(見《經籍仿古志》卷七)。這一明仿刻南宋書帕本《新編金匱要略方論》曾收藏於日本聿修堂中。清末,楊守敬在《留真譜初篇》中也將此本的首頁書影予以仿刻。而二十世紀以來,在岡西爲人氏的《中國醫書本草考》一書中已提出此書存在不明。直至一九八三年,北京中醫學院某留學生將中國科學院圖書舘收藏的一種題爲"清初刊本"《金匱要略方論》與《經籍訪古志》中所記的明代仿宋書帕本對照完全吻合。復經醫史文獻專家馬繼興氏重加核實,證明該院所收藏的正是明無名氏仿宋本在國內僅存的一種。

元代根據南宋書帕本的復刻本在北京大學圖書舘內藏有一本,這是現存《金匱要略》最早的一種刊本,其書名爲《新編金匱方論》(卷首有鄧珍序文,文中記載作序時間爲"至元庚辰")。經馬繼興氏將此本與明代仿宋本對照,全書文字較他本更爲近似,其祖本當出一源。

明萬曆二十七年(一五九九),趙開美氏在校勘《仲景全書》時據鄧珍刊本重新刊刻的《金匱要略方論》,保留鄧序,即趙開美本,爲現存較早的《金匱》刊本,且爲國內學者公認爲校印較精、訛誤較少的本子。此本現尚存中國中醫研究院圖書舘、中國科學院圖書舘等處。一九五六年人民衛生出版社據趙開美本影印出版的《金匱要略方論》,印刷多次,發行近十萬册,可見趙本流傳之廣。

明萬曆二十九年(一六〇一)吳勉學刊《古今醫統正脉全書》時刊入《金匱玉函要略方論》一種,此本由新安吳勉學閱,應天徐鎔校,并有徐鎔按,後有"萬曆乙酉夏至日識"字樣,可知徐鎔按語寫於一五八五年。此本校印甚精,訛誤亦少,浙江中醫學院圖書舘有藏。又上海中醫學院圖書舘有題爲"明萬曆二十六年(一五九八)徐鎔本"《金匱玉函要略方論》三卷,我們將該本與本院所藏《醫統》本對勘,結果兩本完全相同。説明當時由吳勉學閱、徐鎔校的《金匱玉函要略方論》在刊入《古今醫統正脉全書》之前,就已用同一版子印出《金匱玉函要略方論》單行本。《醫統》本在清代之後又復刊數次,民國以後一九二九年的《四部叢刊》初編第二次印刷本及一九三六年縮印本所收《金匱》版本均改用《醫統》本,不再用俞橋本。此外,《四部備要》排印本及商務印書舘鉛印本也均依《醫統》本改排校本。

約一五二二——一五六六年(明嘉靖年間)俞橋氏刊《金匱要略方論》(即俞橋本)。此本據丹波元簡氏跋謂與明仿宋書帕本略同,但其中卷之末尚缺四方。一九二九年商務印書舘編印《四部叢刊》初編首印本即據此影印,但原書今佚。

《金匱要略》的現存清代刊本有一六八三年(康熙二十二年)文瑞堂刊本(南京圖書舘藏);一七二一年(康熙六十年)寶綸堂刊本(上海圖書舘藏);一八九四

年(光緒二十年)成都鄧崇文齋刊本(湖南省中山圖書館藏)。此外二十世紀初成都張驥氏又有校補本一種。

《金匱要略》一書的註釋及有關研究著作,在十四世紀中期(相當元末明初)以前尚未出現,其最早的全注本是明初趙以德的《金匱方論衍義》,此書撰於一三六八年(洪武元年),凡三卷,對《金匱》原文予以注釋,意甚詳明,對後世較有影響。但原書已佚,今僅存舊抄本,存於中國科學院圖書館等處。清康熙二十六年(一六八七)周揚俊認爲趙注"理明學博,意周慮審,本軒岐諸論,相爲映照,合體用應變,互爲參酌",鑒於趙注尚未完成,周揚俊又採喻嘉言之説(周爲喻之弟子),在趙以德注本基礎上增入補注,融合而成《金匱玉函經二注》(一名《金匱要略二注》)二二卷。書中原文之後,稱以"衍義"者爲趙氏"衍義",稱以"補注"者爲周氏論注。每卷一論,共二十二論。由於趙氏衍義上距宋代不遠,故該書原文較接近宋本,可作校勘《金匱要略》時的重要參考。須要注意的是,若將中國科學院圖書館收藏的《金匱要略方論衍義》與《金匱玉函經二注》相對照,均能發現不論在原文與注文方面,均有文字的差異。後者且有所删汰,并改小注字爲大字。但中國科學院藏本書寫潦草,并非精抄之本。

自趙註本後,明代尚有胡引年、盧之頤等注本,但均不存。直至清初,始出現大量的全注本。如康熙十年(一六七一)徐彬《金匱要略論注》二四卷,"正義疏釋備於注,或有剩義及總括諸證不可專屬者備於論。"其論注所闡述,從一字一句到脉因證治都作了詳細的剖析,不愧爲喻嘉言之高弟,允推《金匱》的好注本。康熙十二年(一六七三)程林《金匱要略直解》,解釋原文懇切中肯。康熙三十二年(一六九三)沈明宗《金匱要略編注》二十四卷,其書致力於編與注,他認爲仲景書多編次失序處,以《金匱》來説,首篇最爲明顯。故給予重新編次,既合實際,又有理致。其註明白曉暢,能發人之所未發。康熙五十九年(一七二〇)魏荔彤《金匱要略方論本義》,對仲景書研索極深,注解透徹,説理詳明。其釋證、釋方、釋藥,闡明經義,尤爲精切。雍正十年(一七三二)尤怡《金匱要略心典》三卷,文字簡練,説理清楚,得其典要,挾其精義,故以注解簡明扼要而見長,可謂《金匱》注本中既少且精之代表作。乾隆七年(一七四二)吳謙等《醫宗金鑒·訂正金匱要略註》乃清廷作爲國家編審印行的本子,搜羅廣博,取注解精切,實有發明者,進行集注。另滙正誤,存疑等條,附於書末,以備學者參考。而後,一八〇三年陳修園注本《金匱要略淺注》,旨在暢達經旨,不尚發明,故特加意於一"淺"字。此外,清代註本尚有黃元御的《金匱懸解》、唐容川的《金匱要略淺注補正》、高學山的《高注金匱要略》等。以上《金匱》注家,俱系積學之士,對《金匱》畢生摩索,其造詣各有擅長。

除了這些《金匱》專注以外,還有從雜證方書中因釋證、釋方而闡及《金匱》方論證治的,雖非專門注本,但對《金匱》的闡述,亦多卓而不凡。如喻嘉言《醫門法律》，取《金匱》證方要旨，精思冥悟，有所闡發，是一部不名《金匱》的金匱衍義。其次爲徐大椿的《蘭臺軌範》，其書對《金匱》方的串解和臨床運用均有要言不煩的提示，雖着墨無多，但均系傳神之筆，其金針度人之處，不能以其寥寥數語而忽視它。又有王晉三的《絳雪園古方選注》，對《金匱》方的解釋都能闡幽發微，既釋方，又釋證，又釋藥，一釋而三關俱通，名家之注自是不凡。鄒潤庵的《本經疏證》其書原以釋藥爲主，參證《傷寒》、《金匱》、《千金》、《外臺》等方，説理精當，疏解詳備，以藥證方，據證論藥，方與藥相互印證而經義愈明，頗可作爲《金匱》方注讀。對以上這些書中解釋《金匱》方證及方藥部份，可作爲專注以外的散注，亦有益觀摩。

民國時期較有代表性的《金匱》注本，如曹穎甫的《金匱發微》，不但解釋仲景原文，而且有自己不少的治驗，以爲佐證，俾讀者知所運用，與徒托空言而無實踐者不同。陸淵雷的《金匱今釋》綜合前人注解的合理部分，用較爲淺顯的語言給予注釋。并附有日本漢醫的醫案及部分校勘内容。但書中結合西醫學之處，頗多牽強。江蘇海門吳考槃氏的《金匱要略五十家注》，該書在每條《金匱》原文後均列有較爲平正通達的若干家注釋，間附吳氏簡略的按語。黄竹齋的《金匱要略方論集注》亦系從明清以來數十家注釋中選出較有代表性的注文加以集注，使讀者對《金匱》原文的理解可免曲從一家之説。此書還有一定的校勘内容。

《金匱要略》的内容，散見於國外醫籍的，有一四四三年朝鮮金禮蒙編撰的《醫方類聚》,在該書中整篇整節地保留着《金匱要略》的原文和方劑,有較高的研究價值。如在該書《五藏門》即有《金匱要略·藏府經絡先後病脈證篇》的全部條文及《五藏風寒積聚病脈證篇》的大部條文。另外,國外具有代表性的《金匱》注本,有一八〇六年日本丹波元簡《金匱要略輯義》、一八四二年丹波元堅《金匱玉函要略述義》。《金匱要略輯義》六卷,系丹波元簡采輯徐彬、程林、沈明宗、魏荔彤諸家及《醫宗金鑑》等注本釋文,結合个人見解,逐條闡析仲景原文,考訂較詳。丹波元堅繼承其父元簡遺志,而撰《金匱述義》,其體裁與《輯義》略有差異,録原文精華,以段落分注,注解之間,仍引前人學説,後附自己發揮,并多校勘内容,有一定的學術價值。

　　總括上述,《金匱要略》現存最早的刊本爲元代復刻宋本。明·趙開美本、醫統本、明無名氏仿宋本、俞橋本及其它明、清注本在提供校勘原文及注釋方面均有一定價值。

　　三、《金匱》的學術思想及歷代研究整理《金匱》之概況

　　《金匱要略》的學術思想,大體上是以整體觀爲指導,以藏府經絡爲基礎,來論述疾病證候以及藏府經絡病理變化之反應,並提出根據藏府經絡病因病機,進行病與證相結合的辨證方法,確立相應的治則方藥、煎服護理方法等,從而奠定了祖國醫學辨證論治體系。

从整体观出发,根据人处于自然之中,"因風氣而生長,風氣雖能生萬物,亦能害萬物。"説明正與邪以及人體内藏府間的相互關系,提出"若五藏元真通暢,人即安和"和"見肝之病,知肝傳脾,當先實脾"等有關發病和傳變的理論,進而揭示預防和及時治療的重要。

推重望、問、聞、切,結合八綱,把疾病的臨床表現,與藏府經絡的病變結合。如《中風歷節病篇》根據其經絡藏府所産生的變化,從在經、在絡、在府、在藏來進行辨證。又如《水氣病篇》,根據水腫形成的内藏根源和其所主之證候,而有肝水、心水、脾水、肺水、腎水之論述。

由於内傷雜證多本藏自病,傳變較少,治療當以扶正爲主,扶正即所以驅邪,重視脾腎之氣。脾氣得健,後天生化之源不竭;腎氣得充,先天生命之根尤存,故補脾益腎乃内傷病治本之法。即使驅邪安正,也應照顧正氣。因而立建中湯、薯蕷丸、腎氣丸等補益脾腎之劑。若用峻劑逐邪,尤當慎重,每從小劑量開始,以知爲度。如用桂枝茯苓丸以行瘀化癥,或用大烏頭煎以驅寒止痛,皆在方後注明"不知稍增"或"一日不可再服"等語。若正氣已虛而邪又未盡,又宜扶正驅邪。如《痰飲咳嗽病脉證并治第十二》之木防己湯,即是在正虛邪盛階段所采用的温凉并用,消補兼施之劑。可見治病求本。

同爲水腫病,腰以上腫者,當發其汗;腰以下腫者,當利小便。發汗散水者,有越婢湯以治風水之例;利尿行水者,有防己茯苓湯以治皮水之例。此乃人體體質及病機有異,病位有別,治法亦因之而異。體現同病異治、一病可用多方之一斑。

同一腎氣丸其用有五:一是《中風歷節病脉證并治第五》用治脚氣上入少腹不仁;二是《血痹虚勞病脉證并治第六》用治虚勞腰痛,少腹拘急,小便不利;三是《痰飲咳嗽病脉證并治第十二》用治短氣有微飲,當從小便去者;四是《消渴小便利淋病脉證并治第十三》用治男子消渴,小便反多,以飲一斗,小便一斗者;五是《婦人雜病脉證并治第二十二》用治婦人煩熱不得卧,但飲食如故之轉胞不得溺者。以上五病雖症狀不同,但病機皆屬腎陽虛衰,氣化無權,故均可用腎氣丸温腎化氣而諸證皆可愈。此乃異病同治、一方可治多病之隅。

然而仲景也未嘗忽視單味藥及專方的原有作用,如取黃連瀉心火,解熱毒以療浸淫瘡;苦參殺虫除濕熱以治狐惑陰部蝕爛;常山或(蜀漆)療瘧疾;白頭翁治熱痢;栝蔞開通胸痹;茵陳、大黃利膽退黃;柴胡和解退熱等。又如百合地黃湯主治百合病、鱉甲煎丸專治瘧母、十棗湯專治懸飲;栝蔞薤白白酒湯專治胸痹;白頭翁湯專治痢疾;大黃牡丹皮湯專治腸癰;烏梅丸專治蛔厥;甘麥大棗湯專治藏躁等,又可見一藥專治一證,一病專用一方之實例。

仲景立法,多按疾病之自然趨勢,因勢利導,驅邪外出。方以法立,法以方傳。如桂枝湯爲汗法,瓜蒂散爲吐法,大小承氣湯爲下法,小柴胡湯爲和法,通脉四逆湯爲温法,白頭翁湯爲清法,鱉甲煎丸爲消法,黃耆建中湯爲補法等。上述汗、吐、下、和、溫、淸、消、補八法,雖不能概其治則全貌,然也可由此而見其大略。

道經千載而不衰。近年來研究治療"冠心病"用《胸痹心痛短氣病脉證治第九》的溫陽宣痹,豁痰散結之方,如栝蔞薤白半夏湯等類方加減治之;"闌尾炎"用《瘡癰腸癰浸淫病脉證并治第十八》的大黃牡丹湯、薏苡附子敗醬散加減治療;眼、口、生殖器三聯綜合征用《百合狐惑陰陽毒病證治第三》中的甘草瀉心湯加減治療,都取得了效果。

可見《金匱要略》一書,爲治雜病之大法門。朱丹溪稱之爲"萬世醫門之規矩準繩"、"引例類推可謂無窮之應用"。徐洄溪亦謂:"《金匱》諸方非南陽所自造,乃上面聖人相傳之方,所謂經方是也。此乃羣方之祖,神妙淵數,不可思議。"誠如斯言。自明代趙以德爲之"衍義"後,註《金匱》而卓然成家者,大有其人,對《金匱》之研究探索成績斐然。

中華人民共和國建立以來,國內學者對《金匱要略》作了許多整理研究工作,這對仲景學說的發揚廣大起到了一定的推動作用,綜觀國內研究《金匱》的概況約有如下幾種:

(一) 對《金匱》診法與治則的整理研究

對《金匱》診法的整理研究,較多集中在脉診與舌診上。《金匱》前面的二十二篇,除"奔豚氣病脉證治第八"外,其餘二十一篇均論及脉象。脉象的運用,一是測因論理,二是指示病位,三是據脉論治,四是判斷預後,五是以脉論脉。借脉論理是《金匱》的特色之一,因爲《金匱》是以藏府經絡學説作爲基本論點,認爲證候的産生都是藏府經絡病理變化的反應,這一基本論點,從《金匱》的脉法中體現出來。關於舌診,《金匱》主要用以審察病因、闡述病機、確定治則。

《金匱》的治療原則,大致可概括爲扶正、祛邪兩大類。扶正針對正虛,包括温陽、滋陰、益氣、養血與調和陰陽等;祛邪針對邪實,包括散風寒、清暑、祛濕、瀉火、逐瘀、利水、驅虫、排膿、解毒、化飲等;病屬正虛邪實者,則攻補兼施,兩法并用,使祛邪而不傷正,扶正而不礙邪。建國以來,國内學者分别對《金匱》的治則作了多方面的研究。

(二) 對《金匱》方劑與藥物的整理研究

《金匱》方與《傷寒》方同被稱爲"醫方之祖",其組方嚴謹,用藥精練,治療範圍廣泛,故國内學者對這方面的研究較多。目前對《金匱》方、藥的研究主要有以下幾個方面:

1. 分析《金匱》的組方用藥法則,及其加減、配伍、劑量等。

2. 探討《金匱》組方的理論依據。

3. 對《金匱》方進行分析比較。

4. 探討某些單味藥的效用及其組方規律。

5. 《金匱》方的實驗研究。

6. 古今方藥劑量折算。

7. 《金匱》方的煎、服法研究。

　　(三) 臨床的整理研究:臨床研究主要指以《金匱》的理法和方劑指導臨床實踐,有整理研究古代名醫用《金匱》的驗案,亦有報導近代醫家的臨床治驗。用《金匱》的理法與方劑,指導臨床,治療今病,取得良好療效的何止千百。散見於全國各種中醫期刊中的《金匱》方治驗就更是不勝枚舉了。隨着國內學者對《金匱》方的不斷運用,它們的臨床運用範圍正在逐漸擴大。如桂枝加龍骨牡蠣湯從原書的治療虛勞失精擴大到治療遺尿、乳泣、自汗、盜汗、產後血崩、小兒肺炎、奔豚氣、心悸、哮喘、眩暈、夜游症等。近年來,何任等編著的《金匱百家醫案評議》,對古今一七一家醫家運用《金匱》方治病的醫案四五八則一一作了評議,評其證,議其方,評其異病同治之機理,議其遣方用藥之得失,指出古方今用之規律,提出編著者之見解。

(四) 對《金匱》原文的注釋研究

　　建國以來,國內學者對《金匱》原文的注釋作了大量的工作。其中較有代表性的有高等中醫藥院校教材《金匱要略釋義》及《金匱要略選讀》。特別是《選讀》,除了對《金匱》原文每條均有釋義外,還加了校勘、詞解、按語、選注、醫案舉例等項目。中醫研究院編的《金匱要略語譯》,採用直譯方法,按原條文逐條譯成現代漢語,并對原書中難懂的名詞術語加以淺注,重要處又加按語申述,每方之後列有方解一項,指出仲景立方大意及用藥規律,使讀者能夠比較明確地理解原文內容及其意義。又有譚日強教授編著的《金匱要略淺述》,不僅對原文作了校勘和注釋，"淺述"部分還包括提要、釋義、方解，加了按語，每个方劑後附有歷代名醫醫案或編者治驗，確是一部好書。

（五）其他

有對《金匱》教學與研究方法的探討。有對歷代《金匱》版本的探討，特別是中國中醫研究院馬繼興研究員對《金匱》版本作過詳盡的考證，資料翔實，有其學術價值。

國外，主要是日本，目前對《金匱》的研究大多爲臨床研究，强調"方證相對"，并日益注重對《金匱》方進行實驗室研究。在制劑方面，已將不少《金匱》方劑如當歸芍藥散、桂枝茯苓丸、半夏厚朴湯、苓桂术甘湯、桂枝加龍骨牡蠣湯、小青龍加石膏湯等作成煎劑、錠劑等成藥制劑。近年來，日本對《金匱》的理法方劑日益重視，認爲"這是中國醫學的基礎，是學習中國醫學必讀的經典。"并翻譯了何任著的《金匱要略新解》。認爲本書"對《金匱》的解釋，結合了著者的學識和臨床治驗，有正確的見解，是很好的《金匱》注本"。這無疑對漢方醫學起到了極大的推動作用。

撫古瞻今，我們這次研究整理，也有若干自慰之處。

首先，在選擇底本方面，確定以元仿刻宋本爲底本。因爲此刊本據目前所知在世間只此一份，堪稱孤本。具有極高的文獻價值。雖其目録不全，錯漏明顯，殘缺較多，但其之所以可貴，是因爲它最接近原書面貌。正如陳乃乾《與胡朴安書》所言："宋元明初諸刻，不能無誤字,然藏書家争購之,非愛古董也,以其誤字皆出於無心,或可尋繹而辨之,且爲後世所刻之祖本也。校勘古本,當先求其真,不可專以通順爲貴。古人真本,我不得而見之矣,而求近於真者,則舊刻尚矣!"在北京大學圖書舘所藏之元·鄧珍刊本,尚有清末楊守敬氏的親筆批語:"《金匱要略》以明趙開美仿宋本爲最佳,次則俞橋本,然皆流傳絶少。醫統本則奪誤至多。此元刻本與趙本悉合,猶爲稀有之籍。光緒丁酉三月得見於上海寄觀閣,因記。宜都楊守敬。"

明·趙開美《金匱要略》所采用的原刻本,本來就有諸多錯誤存在。如風引湯方的"日數十發"誤爲"日數十後",烏頭湯的"烏頭",誤爲"烏豆","九痛丸治九種心"下脱"痛"字,文蛤湯方條"脉緊頭痛",作"脉腎頭痛"等,這些都是一望而知其錯,故也不能稱之爲"最佳善本"。元仿刻宋本雖訛誤脱漏之處亦不少,但亦有諸多可取之處,如"驚悸吐衄篇"中,"師曰:尺脉浮,目睛暈黄,衄未止,暈黄去,目睛慧了,知衄今止。"一條,諸本均作"夫脉浮",而在闡述醫理,又均作"尺脉浮"解,但苦於無所根據。此次,根據元刻宋本"夫"爲"尺",則群疑冰釋。故此次校注,幾經周折,毅然以元刻宋本爲底本,一則使海内同仁共睹"稀世珍本",二則更能啟迪後學。如讀到"痰飲咳嗽病篇"之木防己湯方下,石膏用爲"如鷄子大十二枚",約合今之一二斤,如此用量,令人費解,然諸本皆同。考之《外臺秘要》,本方石膏用量爲"鷄子大三枚",方符臨診實際,當從無疑。

　　特別《金匱》最後三篇,底本脫誤較多,前人對此深入研究者少。其文頗多費解之處。這次我們作了較爲細緻的校勘,使諸多疑點得以明瞭。如《果實菜穀禁忌并治第二十五》篇:"蓴多病,動痔疾"。今據《千金》卷二十六·菜蔬第三"蓴,味甘寒滑,無毒,主消渴,熱痹,多食動痔病"句,改"病"爲"食";又如該篇"蓼和生魚食之,令人奪氣,陰欬疼痛。"今據《千金》卷二十六·菜蔬第三"陰核疼痛",改"欬"爲"核";再如《禽獸魚蟲禁忌并治第二十四》篇"鳥獸有中箭毒死者,其肉有毒,解之方,大豆煮汁及鹽汁,服之,解",今據《外臺》卷三十一:"禽獸有中毒箭死者,其肉有毒,可以煎汁,大豆解射罔也。"又據《肘後》卷七:"肉有箭毒,以藍汁大豆解射罔毒",故改"鹽"爲"藍"……使難讀之句,暢達明白。

　　再是在醫理的闡述方面,似較前又前進了一步。如:關於"治未病",多數釋注"未病"爲"無病",然則無病之人,即常人,有何"治"之必要。可見此"未病"與平常健康人之"無病"有別,即有患病之可能條件存在,或是將病未病之象。而高明的醫生,就能預見和分析到"將病"的各方面因素,從而防其病作,故謂"治未病"。因此,將"未病"釋作"病將作"、"將病",似更確切。又如《驚悸吐衄下血篇》中用半夏麻黃丸治心下悸,何謂也?《傷寒明理論》釋悸字,謂即怔忡。而仲景言悸,有心中悸、心下悸、臍下悸之分。悸爲筑筑然調動,而悸之原因與治法所論頗多。《金匱》所指心下悸用半夏麻黃丸者,非心氣虚之悸,亦非失血或驚之悸。乃因水飲而心下悸,系實邪爲患。半夏麻黄丸治水停心下作悸者,以半夏能燥濕,下氣蠲飲;麻黄升引陽氣,宣發水道。合用治水積成悸之證,亦是從攻實方面着想,妙在作丸與服,緩以圖之也。如此闡明仲景奧旨,似文妥帖。

又如,關於趺厥篇中甘草粉蜜湯中之"粉",是鉛粉,抑是米粉,歷來説法不一。一以爲殺蟲則白米粉無用,必是鉛粉;一以爲蟲痛發作時若以鉛粉殺蟲,痛不僅不能和緩。原來"毒藥不止",痛作時自不宜再投毒藥,當在痛勢消除以後再投。考《千金》、《外臺》作解毒之品常用米粉。如《千金方》卷二十四,有解鴆毒及一切毒藥不止煩懑方,用甘草、蜜各四分,粱米粉一升,煎熟如薄粥,適寒温,飲一升,其藥亦是甘草、粉、蜜。很明顯,系和胃解毒甘緩之品,故此方中之"粉",當是"米粉"爲是。

再如,《婦人妊娠病脉證并治第二十》中,有"……設有醫治逆者,却一月,加吐下者,則絶之",所謂"絶之"歷來醫家多有不同理解。一認爲是指"停止用藥",一認爲是"停止妊娠"。設醫治不當而增加吐、下等證,則停止錯誤之用藥,改用正確之醫治,即可獲愈。豈能以醫治錯誤,造成吐、下,而并不治療,聽其斷絶妊娠乎! 即有胎元不固之徵,亦宜竭力救治,焉能知而不顧。故宗前説。

通過這次整理研究,爲實現校注出《金匱要略》的最佳範本的目的我們盡了最大的努力。

《金匱要略》是全國中醫古籍整理研究的十一部重點書籍之一。校注該書系衛生部、國家中醫藥管理局在文獻研究方面的科研課題之一,由浙江中醫學院何任教授承擔了此項課題。一九八八年四月五日,在杭州召開了本課題論證會。與會人員有楊百茀教授、殷品之教授、歐陽錡研究員、劉廣洲研究員,以及宋志恆同志、本書責任編輯成德水同志。

這項整理研究工作,在衛生部、國家中醫藥管理局的關懷下,並得到全國中醫藥學界的專家、教授的指導和鼓勵,歷時四載,三易其稿,圓滿完成了校注撰寫任務。經國家中醫藥管理局科技司批准,於一九八八年九月二十四日至二十七日在杭州召開了審定稿會議。會議由受國家中醫藥管理局委托的人民衛生出版社白永波主任主持。受國家中醫藥管理局委托,參加審定會的人員有楊百茀教授、殷品之教授、劉渡舟教授、歐陽錡研究員(因病缺席、寄來書面審稿意見)。出席會議的還有主編單位的葛琳儀院長、魏欣甫副院長、人民衛生出版社成德水副編審、李世華副編審。

本書在即將出版之際,謹向以上諸位同道表示衷心的感謝。

校注者

浙江中醫學院

何　任

范永昇　俞景茂

連建偉　高越敏

湯金土　黃英俊

馮鶴鳴

一九八九年二月二十五日

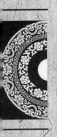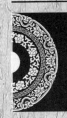

方剂索引